Prashanthi Devi Marimuthu
Brindha Balan

# Situação e gestão da doença falciforme nas tribos Nilgiri

**Prashanthi Devi Marimuthu**
**Brindha Balan**

# Situação e gestão da doença falciforme nas tribos Nilgiri

**ScienciaScripts**

**Imprint**

Any brand names and product names mentioned in this book are subject to trademark, brand or patent protection and are trademarks or registered trademarks of their respective holders. The use of brand names, product names, common names, trade names, product descriptions etc. even without a particular marking in this work is in no way to be construed to mean that such names may be regarded as unrestricted in respect of trademark and brand protection legislation and could thus be used by anyone.

Cover image: www.ingimage.com

This book is a translation from the original published under ISBN 978-3-659-81381-8.

Publisher:
Sciencia Scripts
is a trademark of
Dodo Books Indian Ocean Ltd. and OmniScriptum S.R.L publishing group

120 High Road, East Finchley, London, N2 9ED, United Kingdom
Str. Armeneasca 28/1, office 1, Chisinau MD-2012, Republic of Moldova, Europe
Printed at: see last page
**ISBN: 978-620-7-73179-4**

# Situação e gestão da doença falciforme nas tribos de Nilgiris em Tamil Nadu, Índia


**Brindha Balan**
**Marimuthu Prashanthi Devi**

# ÍNDICE DE CONTEÚDOS

**Sobre os autores**

**A Dra. M. Prashanthi Devi é doutorada** em Ciências Ambientais pela Universidade de Bharathiar, Coimbatore, Tamil Nadu, Índia. Depois de completar um breve período como bolseira de investigação no BU-DRDO Center for Life Scinces na Universidade de Bharathiar, começou a trabalhar como professora no Departamento de Gestão Ambiental da Universidade de Bharathidasan, Tiruchirapalli. A sua área de especialização é SIG de Saúde e Deteção Remota através da avaliação de factores ambientais. Contribuiu com cerca de 44 artigos científicos em revistas nacionais e internacionais e capítulos de livros de grande reputação. É também autora e editora de três livros.

**Miss. B. Brindha** obteve o seu mestrado no Departamento de Ciências Ambientais da Universidade de Bharathiar, Tamil Nadu, Índia, em 2008. Atualmente, apresenta a sua tese sob a supervisão do Dr. M. Prashanthi Devi no Departamento de Gestão Ambiental da Universidade de Bharathidasan, Tiruchirapalli, Tamil Nadu, Índia. A sua investigação centra-se na avaliação da doença falciforme entre a população tribal do distrito de Nilgiri, em Tamil Nadu. Publicou cerca de seis artigos de investigação em revistas de renome.

## Sinopse

A doença falciforme (DF) é a doença hereditária do sangue mais prevalente em todo o mundo, resultante de uma única mutação do ADN no gene da beta globina. Todos os anos nascem cerca de 300.000 crianças com anemia falciforme ou uma das suas variantes e quase 80% destes nascimentos ocorrem em países socioeconómicos pobres. Cerca de 20% das crianças com anemia falciforme morrem até aos dois anos de idade na Índia, segundo um inquérito do ICMR, e 30% das crianças com anemia falciforme da comunidade tribal morrem antes de atingirem a idade adulta. De acordo com os estudos relatados pelo All India Institutes of Medical Sciences (AIIMS, 1990), a prevalência de SCD em três tribos no distrito de Nilgiri, como Kurumbas, 5,1% (HbSS) e 20,4% (HbAS), Paniyans 1.Foi observado que os Kattunayakans 0,6 % (HbSS) e 11,6 % (HbAS) (AIIMS, 1990) representam um fardo económico e psicológico para o indivíduo afetado, para a família e para a sociedade em geral. As estratégias de gestão foram concebidas para melhorar a qualidade de vida das tribos mais vulneráveis à doença de Chagas, nomeadamente os Irulas, os Kurumbas e os Paniyans, com idades compreendidas entre os 25 e os 49 anos e os 0 e os 14 anos, no distrito de Nilgiri. As sugestões e recomendações apresentadas com base nos resultados serão úteis para os decisores políticos que efectuam mudanças na política de cuidados de saúde, de modo a acomodar a doença tribal ou doenças de uma forma mais eficaz pode melhorar a qualidade de vida das pessoas que vivem com anemia falciforme no distrito de Nilgiris e juntar-se à corrida para quebrar o ciclo falciforme (Sickle Cell Foundation of Georgia, 2014).

# 1. INTRODUÇÃO

A população tribal é identificada como os habitantes aborígenes do nosso país. Trata-se do sector mais vulnerável da nossa sociedade, que vive num ambiente natural e não poluído, longe da civilização, mantendo os seus valores, costumes e crenças tradicionais. De acordo com a Constituição Indiana de 1950, "qualquer tribo ou comunidade tribal ou parte ou grupo de qualquer tribo ou comunidade tribal, tal como considerado no artigo 342º, são 'tribos registadas' para efeitos da Constituição".

Em geral, a tribo é uma divisão social tradicional constituída por famílias e comunidades inter-relacionadas por relações sociais, económicas, culturais, religiosas, dialectais ou de sangue. Caracterizam-se pelos seus traços primitivos, isolamento geográfico, cultura distinta, timidez em relação à comunidade em geral e atraso económico (artigo 342.º da Constituição da Índia). O Imperial Gazetteer of India (1911) define uma tribo como um "conjunto de famílias com um nome comum, que falam um dialeto comum, que ocupam ou professam ocupar um território comum e que não são geralmente endogâmicas, embora originalmente o possam ter sido". Outra definição de tribo dada por Majumdar (1961) é que "uma tribo é um conjunto de famílias ou grupo de famílias com um nome comum, cujos membros ocupam o mesmo território, falam a mesma língua e observam certos tabus relativamente ao casamento, profissão ou ocupação e desenvolveram um sistema bem avaliado de reciprocidade e mutualidade de obrigações". Bardhan (1973) define a tribo como "um curso de entidade sociocultural num estádio histórico definido de desenvolvimento. É uma comunidade única, endogâmica, com uma composição cultural e psicológica". Chattopadhyaya (1978) define que "uma tribo tem normalmente um antepassado ou uma divindade patronal. As famílias ou grupos que compõem as unidades maiores estão ligados através de religiões e funções socioeconómicas".

De acordo com Vidyarthi (1981), a tribo é um grupo social com território definido, nome comum, distrito comum, cultura comum, comportamento de um grupo endogâmico, tabus comuns e existência de um sistema social e político distinto, fé plena nos líderes e autossuficiência na sua economia distinta. Krishnan (1985) define "tribo como um grupo social simples e gentil, cujos membros falam um dialeto comum, têm um nome comum, um território contíguo, um governo relativamente único, agem em conjunto para fins comuns, uma cultura ou modo de vida relativamente uniforme e uma tradição de descendência comum". No contexto indiano, são geralmente designadas por *Adivasi* (colonos originais), *Girijan* (habitantes das colinas), *Vanya jati* (homens da casta da floresta), *Adimjati* (castas primitivas) e *Anusuchit Janjati* (tribos registadas). As tribos da Índia, incapazes de se defenderem, foram gradualmente forçadas a recuar perante as hordas invasoras de povos como os dravidianos, os indo-arianos e os mongóis vindos do Ocidente, do Noroeste e do Nordeste. Estes povos refugiaram-se nas florestas e nas cadeias montanhosas. Os que ficaram para trás nas planícies desapareceram geralmente por absorção ou por aculturação.

## 1.1 Origem das tribos na Índia

A Índia é um país com uma enorme diversidade social e cultural, uma vez que se posiciona na encruzilhada de muitas migrações humanas históricas e pré-históricas. As populações étnicas contemporâneas da Índia são altamente variáveis, tanto do ponto de vista biológico como cultural (Karve, 1961; Beteille, 1998; Majumder, 1998). As origens e as histórias de migração das populações tribais do subcontinente indiano não são claramente compreendidas. Tem-se argumentado que a África pode ter dado uma contribuição genética direta para a Índia, uma vez que algumas populações tribais do sul da Índia possuem semelhanças fenotípicas com os africanos, as chamadas características físicas "Negrito" (Maloney, 1974; Saha *et al.*, 1974; Roychoudhury, 1982; Chandler, 1988; Majumder, 1998). De acordo com Majumder e Mukherjee (1993), um "elemento Negrito" estava espalhado por toda a Índia e acabou por ser forçado a uma localização mais restrita no Sul da Índia.

A hipótese "Fora de África" sugere que os humanos anatomicamente modernos se originaram em África há cerca de 1,60,000 - 1,50,000 anos e depois espalharam-se para fora, substituindo completamente as populações locais de hominídeos arcaicos fora de África. A Índia tem servido como um importante corredor para a dispersão dos humanos modernos para fora de África, devido ao posicionamento da Península Indiana no cruzamento de África, do Pacífico e da Eurásia Ocidental e Oriental. A enorme diversidade cultural, linguística e genética dos mais de mil milhões de pessoas que vivem na Índia étnica contemporânea pode ser atribuída a este facto. A sociedade e a cultura indianas foram afectadas por múltiplas vagas de migração e fluxo genético que ocorreram nos tempos históricos e pré-históricos (Ratnagar, 1995). De acordo com Guha (1931), a população da Índia provém de seis grupos étnicos principais, com base nas suas diferentes origens antropológicas. Os pormenores são os seguintes:

**(i) Negritos**

Os negritos ou braquicefálicos (cabeça larga) de África foram os primeiros povos a habitar a Índia. Sobreviveram no seu habitat original nas ilhas Andaman e Nicobar. As tribos Jarewas, Onges, Sentelenese e Great Andamanis são os poucos grupos. Estudos indicam que as tribos Onges vivem nos Andamans há 60 000 anos (Thangaraj, 2005). Os vestígios dos Negritos podem ser observados em algumas tribos florestais das colinas mais altas do extremo sul da Índia, como Irulas, Kotas, Paniyans e

Kurumbas, e vestígios semelhantes aparecem nas zonas inacessíveis de Assam, Bengala e Birmânia.

### (ii) Pró-Australóides ou Austríacos

Este grupo foi o seguinte a entrar na Índia depois dos Negritos. Representam uma raça de pessoas, com cabelos ondulados abundantemente distribuídos pelos seus corpos castanhos, cabeças compridas com testas baixas e cristas oculares proeminentes, narizes com raízes baixas e largas, maxilares grossos, palatos e dentes grandes e queixos pequenos. Diz-se que as tribos austríacas, que se encontram espalhadas por toda a Índia, Myanmar e as ilhas do Sudeste Asiático, "formam a base do povo". Os austríacos foram os principais construtores da civilização do Vale do Indo. A sua língua sobreviveu no Kol ou Munda (Mundari) na Índia Central e Oriental.

### (iii) Mongolóides

Estes povos têm características comuns às dos povos da Mongólia, da China e do Tibete. Estes grupos tribais estão localizados no nordeste da Índia, em estados como Assam, Nagaland e Meghalya e também em Ladakh e Sikkim. Geralmente, são pessoas de tez amarela, olhos oblíquos, maças do rosto altas, cabelo ralo e estatura média. As tribos de língua Mundari (grupo Munda da família austro-asiática), Munda, Santal, Ho, Juang, Saora, Gadaba e várias tribos de língua dravidiana da Índia Central, como Maria, Muria, Kondh e Oraon, pertencem aos mangolóides.

### (iv) Mediterrânica ou dravidiana

Estes grupos chegaram à Índia vindos do sudoeste asiático e parecem ser pessoas da mesma linhagem que os povos da Ásia Menor, de Creta e dos Egeus pré-helénicos da Grécia. Diz-se que construíram a civilização urbana do vale do Indo, cujos vestígios foram encontrados em Mohenjodaro, Harappa e noutras cidades do Indo. Os dravidianos devem ter-se espalhado pelo resto da Índia, suplantando tanto os austríacos como os negritos. Os dravidianos compreendem os três subtipos, o paleo-mediterrânico, o verdadeiro mediterrânico e o mediterrânico oriental. Este grupo constitui a maior parte das castas classificadas no Norte da Índia e tem também um subtipo chamado grupo oriental.

### (v) Braquicéfalos ocidentais

Estes incluem os alpinóides, dinarianos e arménios. Os Coorgis e os Parsis pertencem a esta categoria.

**(vi) Nórdicos**

Os nórdicos ou indo-arianos são os últimos imigrantes na Índia. Os nórdicos arianos eram um ramo dos indo-iranianos, que tinham originalmente deixado as suas casas na Ásia Central, há cerca de 5000 anos, e se tinham estabelecido na Mesopotâmia durante alguns séculos. Acredita-se que os arianos devem ter chegado à Índia entre 2000 e 1500 a.C. O seu primeiro lar na Índia foi o Punjab ocidental e setentrional, de onde se espalharam para o Vale do Ganges e mais além. Atualmente, estas tribos encontram-se principalmente no Noroeste e na Província da Fronteira do Noroeste (NWFP). Muitas destas tribos pertencem às "castas superiores".

Mais tarde, Malhotra (1978) classificou a diversidade étnica do subcontinente indiano em quatro grandes grupos étnicos, de acordo com as suas características físicas: Caucasóides (europeus), proto-australóides (aborígenes australianos), mongolóides (leste asiático) e negritos (africanos). A Índia tem quase todas as linhagens étnicas primárias, estando os grupos caucasóides distribuídos pela maioria das regiões; os proto-australóides nas regiões ocidental, central e meridional; os mongolóides nas regiões sub-himalaia e nordeste e os negritos nas ilhas Andaman e no sul da Índia. O grupo étnico dominante entre o grupo tribal indiano é proto-australóide, embora os grupos que vivem na faixa sub-himalaiana tenham mais características asiáticas (Shankarkumar, 2003). Acredita-se que os antepassados de algumas das tribos existentes no sul da Índia entraram no país vindos do noroeste, durante os tempos pré-históricos. Os grupos étnicos que habitam o subcontinente indiano com base na sua afiliação linguística são apresentados no Quadro 1.

**Quadro 1. Diferentes grupos étnicos que habitam o subcontinente indiano com base na afiliação linguística**

| S. No | Ethnic groups | Linguistic affiliation | Reference |
|---|---|---|---|
| | **North India** | | |
| 1. | Tharu | Indo-European | Kivisild *et al.*,1999 |
| | Buksa | Indo-European | Kivisild *et al.*,1999 |
| | **Northeast India** | | |
| 2. | Adi | Tibeto-Burman | Cordaux *et al.*, 2003 |
| | Apatani | Tibeto-Burman | Cordaux *et al.*, 2003 |
| | Nishi | Tibeto-Burman | Cordaux *et al.*, 2003 |
| | Naga | Tibeto-Burman | Cordaux *et al.*, 2003 |
| | Tipperah | Tibeto-Burman | Roychoudhury *et al.*, 2001 |
| | **East India** | | |
| 3. | Lodha | Austro-Asiatic | Roychoudhury *et al.*, 2001 |
| | Munda | Austro-Asiatic | Roychoudhury *et al.*, 2001 |
| | Santal | Austro-Asiatic | Roychoudhury *et al.*, 2001 |
| | **Central India** | | |
| 4. | Andh | Indo-European | Cordaux *et al.*, 2003 |
| | Pardhi | Indo-European | Cordaux *et al.*, 2003 |
| | Lambadi | Indo-European | Kivisild *et al.*,1999 |
| | **South India** | | |
| 5. | Jenukurumba | Dravidian | Cordaux *et al.*, 2003 |
| | Kattunaiken | Dravidian | Cordaux *et al.*, 2003 |
| | Soligas | Dravidian | Cordaux *et al.*, 2003 |
| | Koragas | Dravidian | Cordaux *et al.*, 2003 |
| | Kuruchian | Dravidian | Cordaux *et al.*, 2003 |
| | Mullukurunan | Dravidian | Cordaux *et al.*, 2003 |
| | Mullukurumba | Dravidian | Cordaux *et al.*, 2003 |
| | Bettakurumba | Dravidian | Cordaux *et al.*, 2003 |
| | Paniya | Dravidian | Cordaux *et al.*, 2003 |
| | Yerava | Dravidian | Cordaux *et al.*, 2003 |
| | Irula | Dravidian | Roychoudhury *et al.*, 2001 |
| | Kurumba | Dravidian | Roychoudhury *et al.*, 2001 |

*Fonte: Cordaux et al., 2003*

O padrão geral da árvore do dendrograma mostrou que as populações indianas se agruparam, com exceção da Kurumba, entre os caucasóides e os mongolóides (Figura 1).

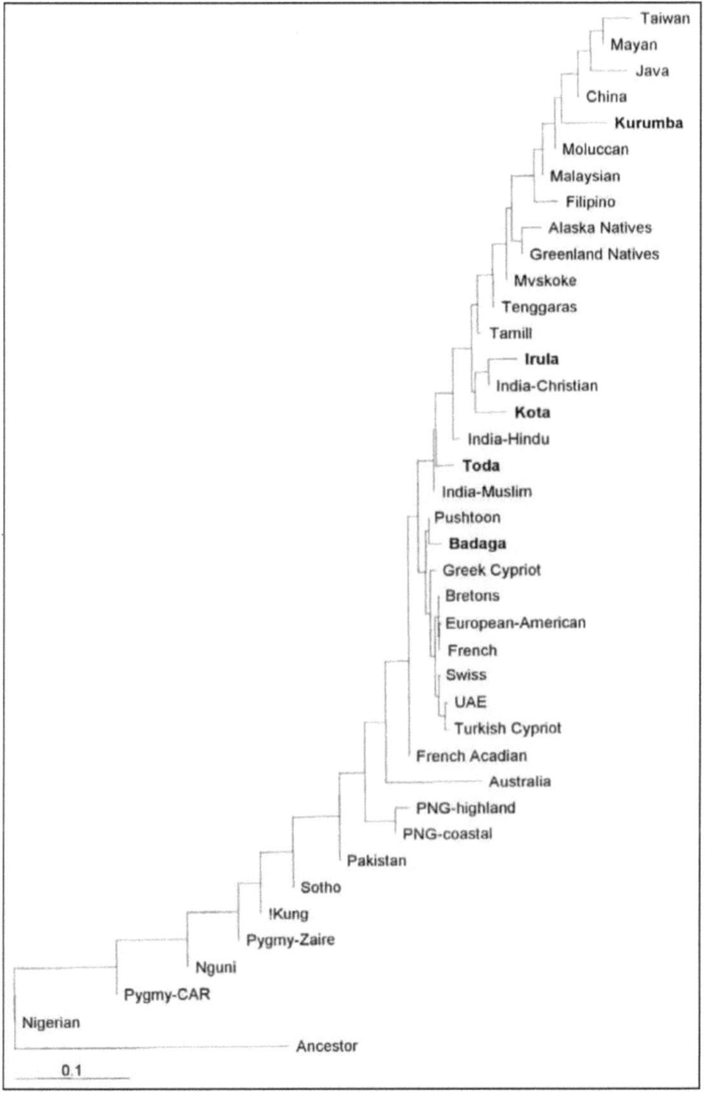




**Figura 1. Árvore de dendrograma de relações populacionais globais com cinco tribos Nilgiri**

## 1.2 Estatuto das tribos na Índia

A Índia tem a maior concentração de população tribal do mundo. Esta terra deu abrigo a 104,3 milhões de pessoas (Censo da Índia, 2011). Existem 533 comunidades tribais diferentes espalhadas por toda a Índia. De acordo com dados oficiais, 258 comunidades tribais que falam cerca de 106 línguas diferentes são notificadas como Tribos Registadas. A população total das tribos autóctones (ST) na Índia era de 8 432 624 pessoas, de acordo com o censo de 2011. O rácio entre os sexos da população ST é de 978 mulheres por cada mil homens, sendo superior ao da população total do país, bem como ao das castas registadas (SC's). A proporção percentual de ST em relação à população total dos Estados e Territórios da União é mais elevada em Mizoram (94,5%) e Lakshadweep (94,5%), seguida de Nagaland (89,1%) e Meghalaya (85,9%). Entre os principais Estados, Chhattisgarh (31,8%) regista a percentagem mais elevada, seguido de Jharkhand (26,3%) e Odisha (22,1%). A percentagem é mais baixa em Uttar Pradesh (0,1%), Bihar (0,9%), Tamil Nadu (1,0%) e Kerala (1,1%).

Madhya Pradesh é o estado com a percentagem mais elevada de população ST (14,5%), seguido de Maharashtra (10,2%), Odisha (9,7%), Gujarat (8,9%), Rajasthan (8,4%), Jharkhand (8,4%) e Chhattisgarh (7,8%). De facto, 68% da população ST do país vive apenas nestes sete estados (Figura 2). Entre as tribos autóctones, há algumas que pertencem a classes mais "atrasadas" do que as outras. Foram classificadas como tribos primitivas. Caracterizam-se por um baixo nível de alfabetização, uma população em declínio ou estagnada e são grupos tribais primitivos (PTGs) economicamente atrasados, espalhados por 17 Estados / UTs e com 75 comunidades.

## 1.3 Situação tribal em Tamil Nadu

T amil Nadu está em segundo lugar, a seguir a Kerala, em termos de Índice de Desenvolvimento Humano (IDH). A população total de Tamil Nadu, de acordo com o Censo de 2011, é de 72.147.030. Desta população, 7.94.697 são Tribos Registadas (ST$_S$ ). Trinta e seis STs foram notificadas em Tamil Nadu pela Scheduled Castes and Scheduled Tribes Order (Amendment Act, 1976). Dos 5,74 lakhs de tribos, 51,03% são do sexo masculino e os restantes 48,97% são do sexo feminino. As principais tribos de Tamil Nadu são os Malayali, Todas, Kurumbas, Paniyans, Irulas, Kattunayakans, Kanikar, Paliyan, Sholagar, Kadar, Vedar, etc., dos quais Todas, Kotas, Kurumbas, Kattunayakans, Paniyans e Irulas são as tribos primitivas. Os Malayali foram notificados nos distritos de Dharmapuri, Vellore, Tiruvannamalai, Pudukkottai, Salem, Namakkal, Villupuram, Cuddalore, Tiruchirappalli, Karur e Perambalur, os Kurumbas no distrito de Nilgiri, Kanikaran no distrito de Kanniyakumari e Shencottah taluk no distrito de Tirunelveli. Kammara, Kotas e Todas foram notificadas em todo o Estado, exceto no distrito de Kanniyakumari e no taluk de Shencottah do distrito de Tirunelveli.

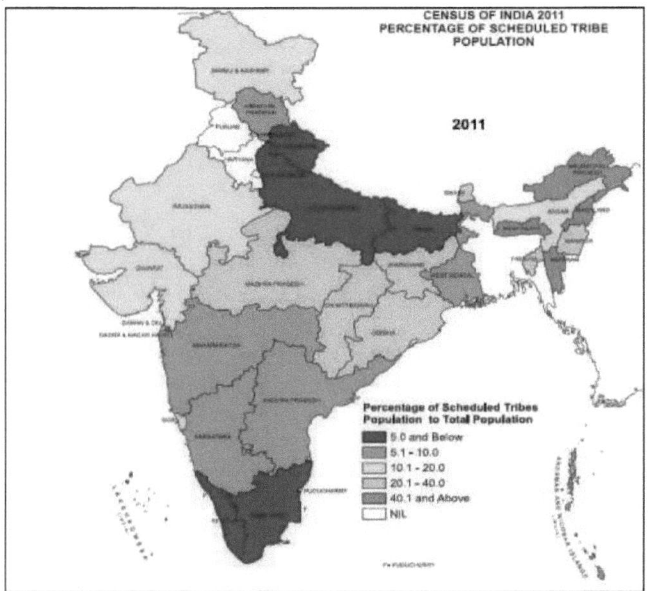


*Fonte: Censo da Índia, 2011*

**Figura 2. Estados da Índia dominados por tribos**

**Quadro 2. Situação da população tribal em Tamil Nadu**

| S. No. | District name | Total population | ST population |
|---|---|---|---|
| 1 | Ariyalur | 7,54,894 | 10,722 |
| 2 | Chennai | 46,46,732 | 10,061 |
| 3 | Coimbatore | 34,58,045 | 28,342 |
| 4 | Cuddalore | 26,05,914 | 15,702 |
| 5 | Dharmapuri | 15,06,843 | 63,044 |
| 6 | Dindigul | 21,59,775 | 8,064 |
| 7 | Erode | 22,51,744 | 21,880 |
| 8 | Kancheepuram | 39,98,252 | 41,210 |
| 9 | Kanniyakumari | 18,70,374 | 7,282 |
| 10 | Karur | 10,64,493 | 575 |
| 11 | Krishnagiri | 18,79,809 | 22,388 |
| 12 | Madurai | 30,38,252 | 11,096 |
| 13 | Nagapattinam | 16,16,450 | 3,756 |
| 14 | Namakkal | 17,26,601 | 57,059 |
| 15 | Perambalur | 5,65,223 | 2,584 |
| 16 | Pudukkottai | 16,18,345 | 1,283 |
| 17 | Ramanathapuram | 13,53,445 | 1,105 |
| 18 | Salem | 34,82,056 | 1,19,369 |
| 19 | Sivaganga | 13,39,101 | 790 |
| 20 | Thanjavur | 24,05,890 | 3,561 |
| 21 | The Nilgiris | 7,35,394 | 32,813 |
| 22 | Theni | 12,45,899 | 1,835 |
| 23 | Thiruvallur | 37,28,104 | 47,243 |
| 24 | Thiruvarur | 12,64,277 | 3,034 |
| 25 | Thoothukkudi | 17,50,176 | 4,911 |
| 26 | Tiruchirappalli | 27,22,290 | 18,198 |
| 27 | Tirunelveli | 30,77,233 | 10,270 |
| 28 | Tiruppur | 24,79,052 | 5,458 |
| 29 | Tiruvannamalai | 24,64,875 | 90,954 |
| 30 | Vellore | 39,36,331 | 72,955 |
| 31 | Viluppuram | 34,58,873 | 74,859 |
| 32 | Virudhunagar | 19,42,288 | 2,294 |

*Source: Census of India, 2011*

De acordo com o relatório do Censo de 2011 da Índia, entre os grandes grupos étnicos, os Kurumbas registaram a taxa de crescimento mais elevada, de 43%, seguidos dos Malayali (24,2%), dos Irulas (12,1%) e dos Kattunayakan (5,8%), como se pode ver no quadro 2. Encontram-se amplamente dispersos em 30 distritos de Tamil Nadu. As zonas tribais de Tamil Nadu podem ser divididas em duas grandes dimensões geográficas, a saber, a linha costeira oriental e as regiões montanhosas do Norte e do Oeste. As principais cadeias montanhosas de Tamil Nadu, onde habitam as tribos, são as colinas de Jawadhi, as colinas de Yelagiri do distrito de Arcot do Norte, as colinas de Kalrayan de Arcot do Sul, as cadeias de Pachamalai, Kollimalai e Yercadu de Salem, Anamalai de Coimbatore, as colinas de Sitteri de Dharmapuri, as colinas de Palani de Madurai e as colinas de Nilgiri. Os ST que vivem nas florestas das colinas de Nilgiri e nos Ghats orientais e ocidentais constituem 1% da população total.

**1.4 A situação tribal no distrito de Nilgiri de Tamil Nadu**

O Nilgiris é o distrito menos povoado de Tamil Nadu, com 7 94 697 habitantes (Censo da Índia, 2011). Os Badagas, Todas, Kotas, Kurumbas, Irulas, Kattunayakans e Paniyans partilham principalmente as colinas de Nilgiri. Constituem o grupo dominante entre os diferentes grupos tribais deste distrito, sendo que este distrito tem a população tribal máxima entre os distritos de Tamil Nadu. Segundo o Censo da Índia (2011), a população tribal total do distrito de Nilgiri é de 32 813 pessoas, o que representa cerca de 3,72% da população do distrito de Nilgiri. Entre as principais tribos de Tamil Nadu Todas, Kotas, Kurumbas, Kattunayakans, Paniyans e Irulas formam os PTs e estes grupos não estão distribuídos uniformemente pelos seis taluks do distrito de Nilgiri. Cerca de 2 354 tribos vivem em Coonoor, cerca de 6 616 vivem no taluk de Gudalur, 6 312 vivem no taluk de Kotagiri, 521 vivem no taluk de Kundah e cerca de 10 897 e 6 113 tribos vivem nos taluk de Pandalur e Udhagamandalam, respetivamente Figura 3. A maior parte da população tribal vive nas zonas rurais de Kotagiri, Kundah, Pandalur e Udhagamandalam, ao passo que em Coonoor e Gudalur, as tribos mais numerosas estão instaladas nas zonas urbanas (Anexo II).

A população por tribo é classificada em termos gerais como (i) Forrageadores da Tribo da Colina (HTF), constituída por Irulas e Paniyans com uma população total dominante de 6020 a e 7882, respetivamente; (ii) Cremadores da Tribo da Colina (HTC), constituída por Kattunayankans com uma população total de 2480 e Kurumbas com 6552 pessoas; (iii) Tribos da Colina Kannada (HTK), constituída por Kotas e Todas com uma população de 2024 e 1608, respetivamente. Entre os seis Grupos Tribais Primitivos (PTGs), observa-se que os Paniyans, Kurumbas e Irulas são as populações tribais dominantes no distrito (Tabela 3). Além disso, observa-se que a população feminina é maior do que a masculina em todos os grupos tribais, exceto nos Kattunayankans. Segue-se uma descrição pormenorizada de cada um dos PTG.

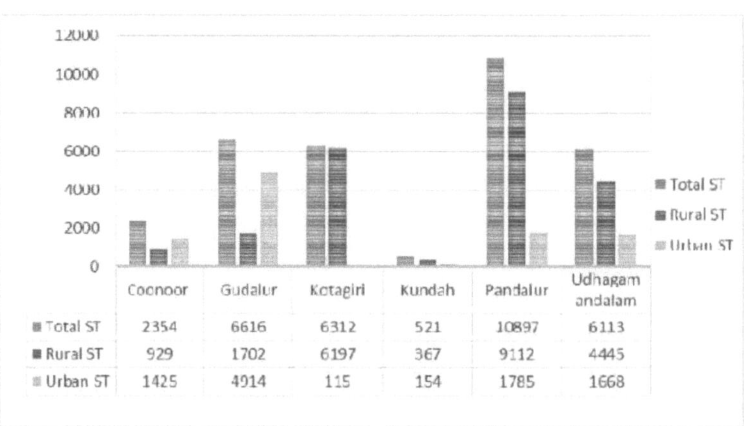


*Source: Tribal Research Centre, 2011*

**Figura 3. Populações tribais em seis taluks do distrito de Nilgiri**

**Tabela 3. Grupos tribais primitivos (PTG) do distrito de Nilgiri**

| PTG's in Tamil Nadu | Name of the PTG | Male | Female | Total |
|---|---|---|---|---|
| Hill Tribe Foragers (HTF) | Irulas | 2974 | 3046 | 6020 |
| | Paniyans | 3881 | 4001 | 7882 |
| Hill Tribe Cremating (HTC) | Kattunayakans | 1261 | 1219 | 2480 |
| | Kurumbas | 3179 | 3373 | 6552 |
| Hill Tribes Kannada (HTK) | Kotas | 0991 | 1033 | 2024 |
| | Todas | 0798 | 0810 | 1608 |

*Source: Tribal Research Centre, 2011*

**(i) rulas**

Os Irulas são o maior grupo tribal dos Nilgiris. São uma comunidade baseada na floresta, tal como os Kurumbas, e vivem sobretudo nas encostas orientais mais baixas em povoações uniétnicas ou em conjunto com os Kurumbas, com quem mantêm trocas económicas e relações amigáveis. Os Irulas cultivam painço e colhem frutos como limão, jaca, laranja e bananas à volta das suas povoações. Os dois grupos étnicos ajudam-se mutuamente na produção das suas colheitas em culturas itinerantes. No distrito de Nilgiri, os Irulas encontram-se nas regiões mais baixas das colinas. Os Irulas seguem estritamente a endogamia a nível comunitário. Também preferem a consanguinidade entre primos. A monogamia é a forma mais comum de casamento. A poligamia é comum, mas a poliandria é estritamente proibida nesta comunidade tribal.

## (ii) Paniyans

A palavra "Paniyan" significa "servo" tanto em malaiala como em tâmil. São os trabalhadores agrícolas tradicionais dos proprietários Chetty. Não se misturam facilmente com outras comunidades tribais destas zonas. Os Paniyans evitam geralmente casar com os seus primos cruzados. A monogamia é a forma mais comum de casamento entre os Paniyans, ao passo que a forma poligínica de casamento também se encontra em algumas povoações do distrito. No entanto, a forma poliândrica de casamento está completamente ausente na sociedade Paniyan. A forma de casamento levirato é predominante tanto nos homens como nas mulheres.

## (iii) Kattunayakans

Esta comunidade tribal também se encontra apenas em Pandalur e Gudalur Taluk. São também conhecidos por kadu ou shoal nayakans. Os Kattunayakans são uma tribo endogâmica única. A fim de regular o seu sistema matrimonial endogâmico, adoptam um padrão de exogamia que se baseia no clã e evitam o casamento dentro do clã. O casamento consanguíneo entre primos é praticado e também preferem o casamento consanguíneo com o tio e a sobrinha maternos. Sasikumar (1999) referiu que, nos últimos tempos, não é proibido o casamento entre membros da mesma povoação. O sistema de sororato sénior está ausente, mas em alguns casos pratica-se o sororato júnior, em que o marido se envolve em casamento ou relação com a irmã da mulher falecida ou infértil.

## (iv) Kurumbas

Os Kurumbas são as tribos baseadas na floresta e fornecem produtos florestais aos outros, tais como mel, cera de abelha, plantas e terapias à base de ervas, cestos, peneiras e grandes cestos de armazenamento de cereais. Os Kurumbas são o grupo menos civilizado do distrito e vivem maioritariamente nas encostas das colinas. Existem cinco divisões de Kurumba, nomeadamente Allu Kurumbas, Jenu Kurumbas, Betta Kurumbas, Urali Kurumbas e Mullu Kurumbas, cada grupo mantém diferentes organizações sociais étnicas e um desenho social baseado nos seus habitats. Todos estes cinco grupos seguem a endogamia para regular os seus sistemas matrimoniais e o casamento entre primos é praticado, exceto os Mullu Kurumbas que seguem a forma monogâmica de casamento. A forma de casamento poliândrica é proibida, mas o sistema de poliginia é um símbolo de estatuto desta comunidade.

**(v) Kotas**

O povo Kota é constituído por ferreiros e ferreiros em ouro e prata, artesãos e músicos. Vivem dispersos por sete regiões do distrito de Nilgiri. Cada família Kota fornece utensílios de metal como facas e outros trabalhos em metal a um certo número de famílias Toda e recebe em troca ghee, búfalos e vitelos. Os Kotas mantêm-se dentro do seu quadro cultural e são seguidores estritos da sua cultura. Praticam tanto a monogamia como a poligamia, mas a maioria dos Kotas prefere a monogamia. A poliandria não é predominante entre o povo Kota.

**(vi) Todos**

Os Todas são os habitantes originais das colinas de Nilgiri e são uma das tribos mais pitorescas da Índia. O planalto superior de Nilgiri era a zona de habitação da tribo Toda, que era um povo pastoril semi-nómada. Possuíam manadas de búfalos semi-selvagens com diferentes pastagens durante a estação seca, de janeiro a junho. As suas povoações, situadas no meio das florestas de shola, com boas pastagens e água corrente nas proximidades, são designadas por munds (na realidade, *mod,* que significa manada de gado). A principal fonte de subsistência dos Toda eram os búfalos que criavam com grande amor e cuidado. O seu culto é classicamente descrito como patriarcal, mas os Toda possuem de facto algumas divisões patrilineares e matrilineares. Eram poliândricas (Murray, 1984).

**1.5 Valores económicos das tribos**

A economia tribal está intimamente ligada às florestas. Durante séculos, as tribos viveram nas orlas das florestas e dependeram inteiramente delas para a sua subsistência. Ainda hoje, os produtos florestais continuam a ser a principal fonte de rendimento e de sustento de muitas comunidades tribais. Estas comunidades vivem na pobreza, tendo muito pouco acesso a bens de capital, a serviços de saúde e de educação e quase nenhuma proteção contra os caprichos da natureza. No entanto, uma vez que os povos tribais tratavam a terra como um recurso comum, raramente tinham títulos de propriedade e, por isso, perderam as suas terras a favor de estranhos quando a exploração dos recursos florestais começou numa escala significativa. Isto assegurou que uma grande maioria acabasse como proprietários de terras pequenos e marginais.

**1.6 Estado de saúde da tribo**

O estado de saúde da população tribal é muito mau, sendo pior para as tribos primitivas devido ao isolamento, ao afastamento e ao facto de não serem largamente afectadas pelo processo de desenvolvimento em curso noutras partes da Índia. De acordo com Willis *et al.* (2004), são os grupos populacionais mais marginalizados que registam níveis extremos de privação de saúde. O estado de saúde desfavorável das tribos nos países desenvolvidos foi demonstrado através de uma série de resultados, incluindo a mortalidade (Bramley *et al.*, 2004), a doença (Anand *et al.,* 2001), os comportamentos de saúde (Gaiser, 1984; Frank *et al.,* 2000) e os cuidados de saúde (Finger, 2003; Johnston e Coory, 2005). Escobar *et al.* (2001) e Seale *et al.* (2002) relataram poucos relatos sistemáticos sobre a saúde das tribos nos países em desenvolvimento.

Os estudos de investigação sobre as tribos indicam que as tribos primitivas têm problemas de saúde distintos, principalmente devido a factores multidimensionais como o seu habitat, terreno diferente, nichos ecológicos variáveis, analfabetismo, pobreza, isolamento, superstição e desflorestação (Nanjunda, 2010). A maior parte das tribos vive abaixo do limiar de pobreza definido pelo Governo da Índia. Diversos estudos e relatórios mostraram que a falta de terra e o baixo nível de instrução conduzem frequentemente a uma utilização deficiente dos serviços de saúde (Shukla e Solanki 1985). As comunidades tribais empobreceram e foram marginalizadas devido à sua alienação da terra e da floresta. Os recursos de que dependem a sua sobrevivência, a perda de meios de subsistência, a questão dos direitos dos adivasis aos recursos naturais, as questões relativas à conservação e o papel das comunidades locais são uma grande preocupação. A negação sistémica prevalecente de terras agrícolas aos sem-terra e aos pobres enraíza a pobreza, por um lado, e, por outro, deixa estas comunidades marginalizadas a aumentar a pressão sobre os habitats naturais para a sua subsistência (Faizi e Ravichandran, 2008). A resistência dos adivasis à injustiça perpetrada pelo Estado e a responsabilidade do Estado para com a parte mais vulnerável da nossa população não são muitas vezes reveladas. O estado de saúde de qualquer comunidade é influenciado pela interação entre a consciência sanitária das pessoas e os factores socioculturais, demográficos, económicos, educativos e políticos. As crenças comuns, os costumes tradicionais, os mitos, as práticas relacionadas com a saúde e a doença influenciam, por sua vez, o comportamento de procura de saúde das pessoas autóctones (Balgir, 2004a).

Os problemas de saúde requerem uma atenção especial no contexto das comunidades tribais da Índia. Os estudos de investigação disponíveis indicam que a população tribal tem problemas de saúde característicos que são principalmente determinados pelo seu habitat, terrenos difíceis e nichos ecologicamente variáveis (Basu, 2000). Os problemas de saúde, nutrição e médico-genéticos dos diversos grupos tribais são únicos e representam um desafio formidável para o qual têm de ser encontradas soluções adequadas através do planeamento e da evolução das abordagens de investigação pertinentes. As condições anti-higiénicas, a ignorância e a educação sanitária são os principais factores responsáveis pela sua falta de saúde (Basu, 2000). As populações das TS continuam a ser afectadas por um elevado número de "doenças dos pobres", nomeadamente a subnutrição e as doenças infecciosas. Foram observados níveis elevados de subnutrição crónica nas populações infantil e adulta (Bose *et al.*, 2006).

Quase todos os índices de saúde indicam que a situação das tribos era má (Lakshmi Narayan, 1950). O relatório do grupo de trabalho sobre o desenvolvimento e o bem-estar das tribos tradicionais durante o oitavo plano quinquenal (GOI, 1989) indica que doenças como o bócio, a bouba (infeção da pele e dos ossos), a malária e o verme da Guiné eram endémicas nas bolsas tribais. Basu (1993a) registou uma incidência alarmantemente elevada (40%) de SCD entre o grupo tribal Adiyan de North Wayanad, Kerala. O autor referiu também uma elevada frequência (19%) de deficiência de glóbulos vermelhos em glucose-6-fosfato desidrogénico entre as tribos de Bastar, Madhya Pradesh.

### 1.7 Doença entre tribos

Os problemas de saúde comuns entre as tribos são a subnutrição, que é um grande problema, incluindo as deficiências de vitaminas A, C e do complexo B, a subnutrição das mães, juntamente com a anemia resultante de tabus alimentares, a subnutrição energética proteica e alguns casos de deficiências vitamínicas nas crianças devido à falta de sensibilização geral para as práticas de cuidados infantis e de alimentação dos bebés. Na maior parte das tribos, as perturbações gastrointestinais, nomeadamente a disenteria e as infecções parasitárias, são muito comuns, conduzindo à morbilidade e à subnutrição, à diarreia, à disenteria, às doenças de pele e às doenças respiratórias. Observou-se que 21% das crianças sofrem pelo menos duas crises de diarreia por ano e 22% sofrem pelo menos dois ataques de infecções respiratórias (relatório IIPS, 2000). Além disso, as doenças transmissíveis, como a tuberculose, a malária e as doenças sexualmente transmissíveis, constituem importantes problemas de saúde pública. Alguns grupos tribais estão também expostos a um risco elevado de anemia falciforme. De um modo geral, as dietas tribais são deficientes em proteínas, ferro, iodo e vitaminas. As tribos apresentam uma elevada prevalência de bócio entre as mulheres em idade fértil, devido ao facto de habitarem em zonas montanhosas e ao acesso limitado a alimentos de origem marinha. A maior parte das tribos observadas por antropólogos e organizações de voluntários parecem ter algumas práticas comuns no que respeita aos cuidados maternos e infantis; espera-se que as mulheres grávidas restrinjam a sua dieta e quantidade, pois existe um receio comum de que, se o bebé for demasiado grande, o parto seja difícil e possa levar à morte da mãe (Sahni e Xirasagar, 1990).

As tribos são responsáveis por 25% de todos os casos de paludismo que ocorrem na Índia e por

15% dos casos de falciparum (Chhotray, 2003). A helmintíase intestinal é amplamente prevalente entre as crianças tribais (até 50% em Orissa e 75% em MP) (Chhotray, 2003 e Basu, 1993b). As infecções cutâneas, como a tinha e a sarna, são observadas entre as tribos devido à falta de higiene pessoal. As doenças sexualmente transmissíveis são relativamente mais comuns (7,2% de prevalência de sífilis) entre as tribos das colinas de Kolli em Tamil Nadu (Kalaivani *et al*, 2001). Os problemas respiratórios devem-se ao fumo emitido pelo fogo aceso em cabanas mal ventiladas para manter o calor durante as noites frias (Naidu, 2007). Os grupos tribais primitivos (particularmente vulneráveis) da Índia enfrentam problemas de saúde especiais, tais como anomalias genéticas como a anemia falciforme - deficiência da enzima dos glóbulos vermelhos glucose 6-fosfato (G6PD). Os desafios relacionados com a saúde e a nutrição da vasta população tribal da Índia são tão variados como os próprios grupos tribais.

## 1.8 Breve história da SCD

Embora o gene da HbS (hemoglobina S) seja mais comum em África, a SCD não foi descrita na literatura médica africana até à década de 1870. Isto porque os sintomas eram semelhantes aos de outras doenças tropicais em África. [th]O conhecimento crescente destas condições de mutação começou na viragem do século XIX para o século XX; no entanto, as populações tribais africanas estavam demasiado familiarizadas com a doença e criaram os seus próprios nomes para ela.

Mais tarde, quando a investigação científica da doença foi iniciada por Herrick (1910), um médico de Chicago fez a primeira descrição da anemia falciforme, referindo que um doente estudante de Granada (Índias Ocidentais) tinha uma anemia caracterizada por glóbulos vermelhos invulgares "alongados e em forma de foice". No entanto, Mason (1922) utilizou pela primeira vez o termo anemia falciforme.

Em 1927, Hahn e Gillespie associaram a falcização dos glóbulos vermelhos a condições de baixo oxigénio. Descobriram que a alteração ocorre em pressões parciais de $O_2$ prevalecentes no corpo e produz anemia e outras perturbações, designadas por doença das células falciformes.

Mais tarde, em 1940, Sherman referiu que a falcização dos glóbulos vermelhos na ausência de oxigénio é causada por uma alteração na estrutura da molécula de hemoglobina.

Pauling *et al.* (1949), utilizando uma nova técnica de eletroforese de proteínas, demonstraram que a hemoglobina dos doentes com SCD era diferente da dos doentes normais. Este facto fez com que a SCD fosse a primeira doença em que se sabia que a anomalia estava na origem de uma proteína.

Allison (1954a) relatou uma relação entre o traço *falciforme* e a malária por *Plasmodium falciparum* e que o gene falciforme é mantido como um verdadeiro polimorfismo na população por ter uma vantagem selectiva de sobrevivência para os heterozigotos.

Em 1957, Ingram sequenciou pela primeira vez a hemoglobina falciforme e mostrou que um ácido glutâmico na posição 6 era substituído por uma valina na SCD. Assim, utilizando a informação conhecida sobre os aminoácidos e os codões, conseguiu prever a mutação na SCD. Este facto levou à identificação da primeira doença genética nos seres humanos.

Flavell *et al.* (1978) prepararam mapas dos genes beta e delta da globina humana, identificando a mutação do ADN.

Charrache *et al.* (1995) referiram que o fármaco anticancerígeno hidroxiureia é o primeiro a reduzir as complicações frequentes e dolorosas que caracterizam a SCD.

## 1.9 Origem do gene da anemia falciforme

Inicialmente, foi apresentada a teoria da mutação única, segundo a qual teria ocorrido uma única mutação no período Neolítico, na então fértil Península Arábica (Lehmann, 1964). Acredita-se anteriormente que a mudança das condições climáticas causou a migração de pessoas que poderiam ter transportado o gene para a Índia, Arábia Saudita Oriental e para a África Equatorial. Esta hipótese foi apoiada citando a distribuição de certas práticas agrícolas e evidências antropológicas, mas agora é bastante claro que a mutação falciforme ocorreu como vários eventos independentes. Através da utilização de uma série de diferentes endonucleases de restrição, são identificadas diferentes estruturas cromossómicas (haplótipos) e verificou-se que o gene HbS está ligado a determinados haplótipos comuns que são geralmente diferentes dos que possuem o gene HbA (hemoglobina A) (Wainscoat *et al.*, 1983; Antonarakis *et al.*, 1984). O estudo observa que a mutação falciforme ocorreu em pelo menos três ocasiões no continente africano, sendo que pelo menos uma vez na Península Arábica ou na Índia Central e a migração dos seus locais de origem para outras regiões também ocorreu. Isto explica que existe uma grande heterogeneidade cromossómica dos haplótipos do grupo de genes B(s) em comparação com a condição homozigótica em África, na Arábia ou na Ásia (El-mouzan *et al.*, 1989). No entanto, acredita-se que este gene se terá desenvolvido entre 3000 e 6000 gerações, há aproximadamente 70000-150000 anos (Kurnit, 1979; Solomon e Bodmer, 1979).

A existência de haplótipos específicos de certas regiões do mundo sugere que o gene da globina beta mutante surgiu separadamente nos Camarões e nas regiões arabo-indianas (ou asiáticas) (Oner *et al.*, 1992). Todas as áreas em questão são atualmente locais endémicos de infeção por malária. Esta observação é consistente com a ideia de que a elevada incidência da mutação falciforme nestas áreas é derivada da seleção natural (Carlson *et al.*, 1994). A mutação que produz a hemoglobina falciforme ocorre espontaneamente a uma taxa baixa. As pessoas com um gene de hemoglobina falciforme e um gene de hemoglobina normal (traço falciforme) são um pouco mais resistentes à malária do que as pessoas com dois genes de hemoglobina normal. A teoria amplamente aceite é que a HbS oferece proteção selectiva contra a malária falciparum devido à indução de falcização a tensão fisiológica de oxigénio pelo *Plasmodium falciparum*, seguida de sequestro dos eritrócitos parasitados nas profundezas do sistema retículo-endotelial, onde o microambiente é hostil ao crescimento do parasita (Friedman, 1978; Pasvol e Weatherall, 1979). Assim, as pessoas com traço falciforme teriam mais hipóteses de sobreviver a um surto de malária e de transmitir os seus genes (hemoglobina falciforme e normal) à geração seguinte quando tiverem filhos. Outra teoria afirma que a notável estabilidade do gene falciforme em África permaneceu relativamente a um nível constante numa população sem ser eliminado e deve ser considerada como a teoria mais amplamente aceite do polimorfismo equilibrado (Allison, 1954a; 1954b; Luzzatto e Reddy, 1970). A distribuição global dos pontos de dados SCD e da frequência do alelo HbS é apresentada nas Figuras 4a e 4b.

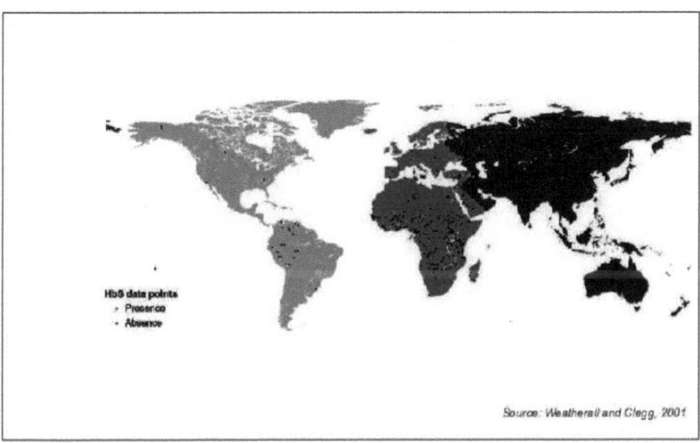


Figura 4 a Distribuição global dos pontos de dados do IOF

*Os pontos vermelhos representam a presença e os pontos azuis a ausência do gene HbS. As subdivisões regionais foram informadas por Weatherall e Clegg (2001) e são as seguintes: Américas (cinzento), África, incluindo a parte ocidental da Arábia Saudita, e Europa (cinzento médio) e Ásia (cinzento escuro)*

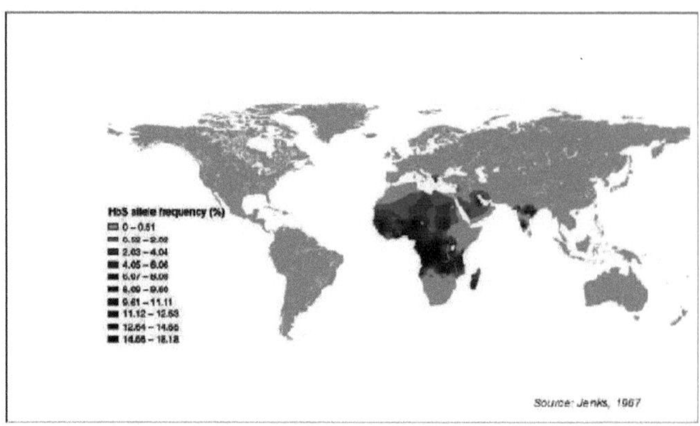


Figura 4 b Distribuição global do gene da anemia falciforme

*Mapa raster da frequência dos alelos HbS - (mediana posterior) gerado por um quadro geoestatístico baseado num modelo Bayesiano O método de classificação optimizado de Jenks foi utilizado para definir as classes (Jenks, 1967)*

## 1.10 Origem do gene da anemia falciforme na Índia

A doença falciforme na Índia existe principalmente em populações tribais, que permanecem relativamente isoladas da corrente principal da sociedade. É pouco provável que um influxo de um gene falciforme de fora da Índia tenha ocorrido num grau que explique as taxas de heterozigotia que atingem até 35% em algumas tribos. No entanto, ainda há muito debate sobre a origem do gene falciforme na Índia. Não existem provas suficientes para identificar se a SCD é de origem indígena ou se migrou de África para a Índia em tempos pré-históricos. Com a ajuda de enzimas de restrição endonuclease (Kan e Dozi, 1980), a associação do gene falciforme com o local de reconhecimento de 7,6 kb foi encontrada entre as tribos Valmiki, Konda Reddy e Koya Dora no sul da Índia (provavelmente Andhra Pradesh) e é diferente da sua associação com o local de reconhecimento de 13,0 kb entre os povos da África Ocidental (Kan e Dozi, 1980). Esses achados foram a favor da visão de que as mutações do gene falciforme da Índia e da África Ocidental surgiram por eventos separados. Mais tarde, foram feitas poucas ou nenhumas tentativas para estudar a origem do gene da anemia falciforme através de técnicas avançadas de biologia molecular. Durante muitos anos, o gene falciforme foi considerado confinado a pessoas de ascendência africana; embora o gene tenha sido descrito no sul da Índia, em pessoas sem origem africana, já em 1952 (Lehmann e Cutbush, 1952).

No entanto, nos 30 anos seguintes, o rastreio da população e os relatórios do Anthropological Survey of India (Negi, 1972) indicaram que as frequências estabelecidas do traço falciforme são de até

35% em grande parte da Índia central, com as frequências mais elevadas a ocorrerem em Odisha, seguidas de Assam, Madhya Pradesh, Maharashtra, Uttar Pradesh, Tamil Nadu e Gujarat (Balgir, 1996a; Ambedkar *et al.*, 2001).

## 1.11 Características da doença

A proteína mais importante dos glóbulos vermelhos (RBCs) é a hemoglobina (Hb), que é o componente que transporta o oxigénio dos pulmões para todas as partes do corpo. A hemoglobina consiste em quatro cadeias de globina, duas alfa-globinas e duas beta-globinas, cada uma dobrada em torno de uma molécula de heme (Schnog *et al.*, 2004). A hemoglobina é o componente que transporta o oxigénio dos pulmões para todas as partes do corpo. O gene relacionado com a anemia falciforme é o gene da hemoglobina (HBS). O gene HBB fornece instruções para a produção da beta-globina. Várias versões de beta-globina resultam de diferentes mutações no gene HBB. Uma mutação específica do gene HBB produz uma versão anormal da beta-globina conhecida como hemoglobina S (HbS). Existem cerca de 300 tipos de Hb, sendo o mais comum a HbA, que se refere à hemoglobina do adulto (Figura V).

Outras mutações no gene da hemoglobina levam a outras versões anormais da beta-globina, como a hemoglobina C (HbC) e a hemoglobina E ( HbE). As mutações do gene HBB também podem resultar num nível anormalmente baixo de beta-globina; esta anomalia é designada por beta-talassemia. Nas pessoas herdadas com SCD, pelo menos uma das subunidades de beta-globina da hemoglobina é substituída por hemoglobina S. A HbS tem uma substituição de valina por ácido glutâmico na sexta posição da cadeia de beta-globina. De acordo com Allen (2005), a anemia falciforme é uma formação hereditária anormal de hemoglobina devido à presença de hemoglobina S (HbS).

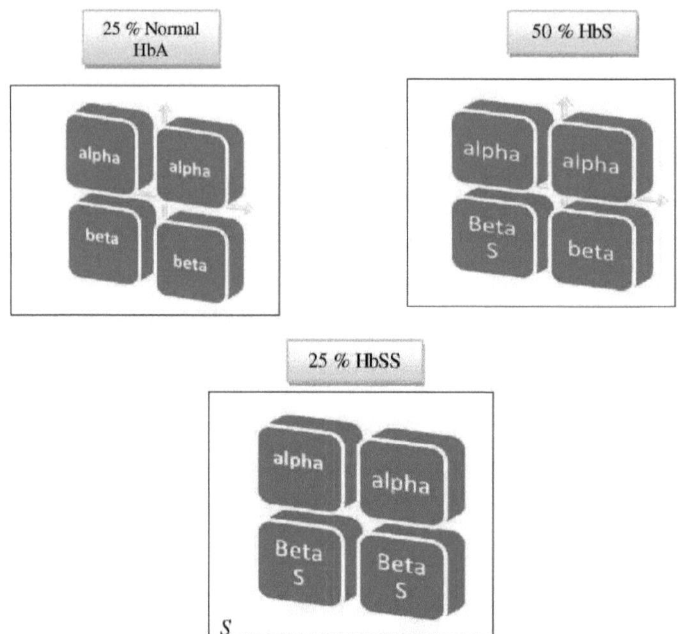


*Fonte: Schnog et al., 2004*

**Figura 5. Proteína da hemoglobina A, hemoglobina S, hemoglobina SS**

## 1.12 Mecanismo de HbSS

Um glóbulo vermelho que contenha apenas HbS na ausência de HbA normal é capaz de transportar oxigénio, mas quando a HbS cede o seu oxigénio ao tecido, as moléculas de HbS tornam-se cristalinas (Allen, 2005). Estes cristais são pegajosos e formam longos bastonetes no interior das hemácias. As hemácias tornam-se rígidas, inflexíveis e em forma de foice, incapazes de se espremerem através de pequenos vasos sanguíneos, bloqueando-os (Figura VI).

Os glóbulos vermelhos em forma de foice recuperam a sua forma redonda original quando desoxigenados, mas com a oxigenação e desoxigenação repetidas, as células tornam-se cada vez mais duras e quebradiças e irreversivelmente falciformes (Allen, 2005). As hemácias em forma de foice morrem prematuramente, o que pode levar à anemia. As células são destruídas pelo sistema reticuloendotelial quando se tornam falciformes. As hemácias normais têm uma vida útil de 120 dias, mas as células falciformes têm uma vida útil de apenas 15 dias (Dix, 2001).

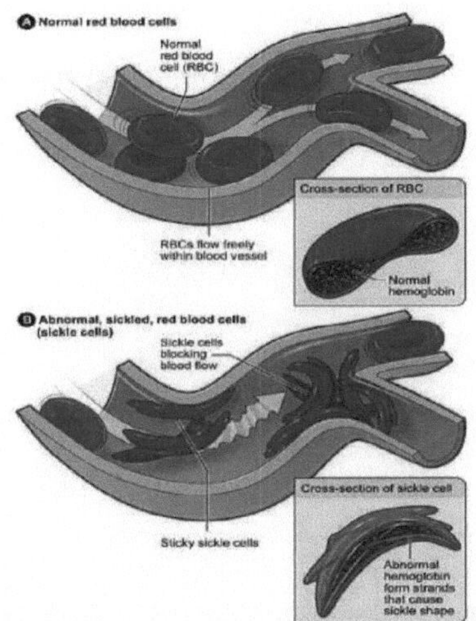


**Figura 6. Estrutura das hemácias normais e das hemácias espiculadas**

**1.13 Genética das células falciformes**

A SCD é uma doença sanguínea hereditária que resulta da herança de genes anormais de ambos os progenitores (Serjeant, 2006). A SCD designa todos os genótipos que contêm pelo menos um gene falciforme, no qual a HbS constitui pelo menos metade da hemoglobina presente. Normalmente, os indivíduos recebem duas cópias do gene da hemoglobina, uma de cada progenitor. Os indivíduos com SCD não têm nenhuma cópia do gene da hemoglobina A. Em vez disso, estes indivíduos têm duas cópias de uma forma alternativa do gene da hemoglobina. Pelo menos um desses dois genes alternativos deve ser a hemoglobina S para que ocorra a DF. Raramente, uma pessoa tem um gene para a hemoglobina S e outro para uma forma rara de hemoglobina, como a hemoglobina O. O tipo mais comum de DF é a doença da hemoglobina SS. Um indivíduo recebe uma cópia da hemoglobina A de um dos progenitores e uma cópia da hemoglobina S do outro, conhecido como portador. O estado de portador da doença falciforme é muitas vezes referido como "traço falciforme" (Koch *et al.*, 2000). O traço falciforme não é uma doença e não se transforma em DF mais tarde na vida. No entanto, se dois indivíduos com traço falciforme tiverem um filho em conjunto, esse filho corre o risco (25%) de ter SCD. As pessoas com traço falciforme geralmente não apresentam sintomas e levam uma vida normal. No entanto, podem transmitir o gene da anemia falciforme aos seus filhos.

**(i) Padrões de herança**

A SCD é um gene recessivo se dois progenitores tiverem duas cópias do gene HbS. As crianças nascidas de pais com estes genes (Figura VII) terão SCD (Bloom, 1995).

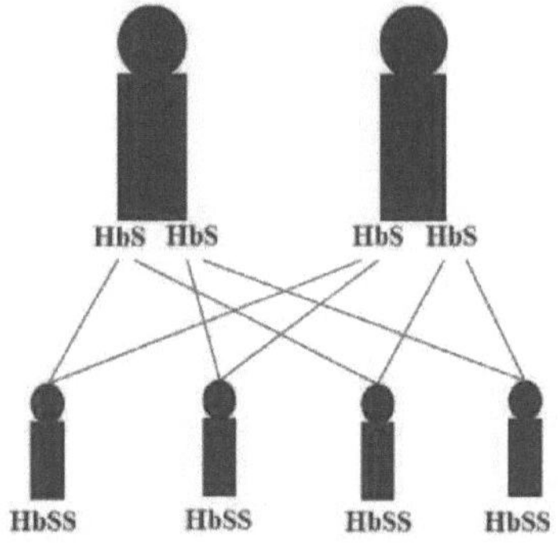


*Fonte: Bloom, 1995*

**Figura 7. Dois pais com doença falciforme**

**(ii) Um dos progenitores tem doença falciforme e traço falciforme**

A Figura VIII mostra que um dos progenitores tem os genes HbS da SCD; portanto, todos os gâmetas desse progenitor serão portadores do gene HbS. O outro progenitor tem um gene HbS e um gene HbA. As hipóteses de esse progenitor com o gene HbS e o gene HbA transmitir um ou outro gene são iguais, ou seja, 50/50 (Bloom, 1995). Todas as crianças nascidas destes pais terão filhos com SCD ou com traço falciforme, sendo as hipóteses de 50/50 para cada um.

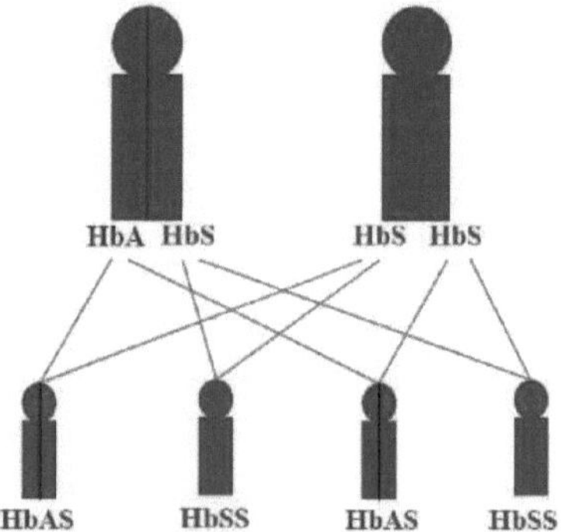


*Fonte: Bloom, 1995*

**Figura 8. Um progenitor com doença falciforme e traço falciforme**

**(iii)  Um dos progenitores tem doença falciforme e o outro é portador de genes normais**

A Figura IX ilustra que o gene HbA é transportado pelo progenitor normal e os gâmetas deste progenitor transportarão este gene em particular, bem como o progenitor com SCD que transporta o gene HbS (Bloom, 1995). Todas as crianças concebidas a partir destes pais herdarão um gene normal e um gene falciforme. Todas as crianças terão o traço falciforme.

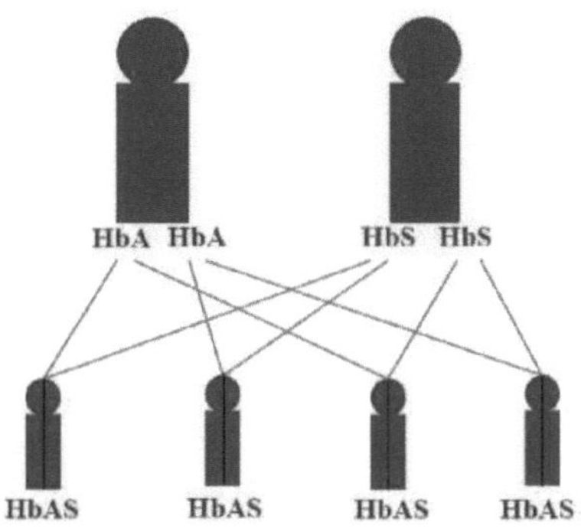


*Fonte: Bloom, 1995*

**Figura 9. Um progenitor com doença falciforme e o outro progenitor com genes normais**

**(iv)  Dois pais têm traço falciforme**

A Figura X ilustra que ambos os pais têm a mesma probabilidade de transmitir os dois genes. Se ambos os pais tiverem o traço falciforme, terão 25% de hipóteses de ter filhos com SCD, bem como 50% de hipóteses de serem portadores do traço falciforme (Bloom, 1995). Além disso, existe uma ligeira probabilidade de 25% de produzir filhos com genes normais. Neste caso, 50% das hipóteses são de que um dos pais transmita um gene HbSS e as outras hipóteses são de que o outro pai transmita um gene HbA (Bloom, 1995).

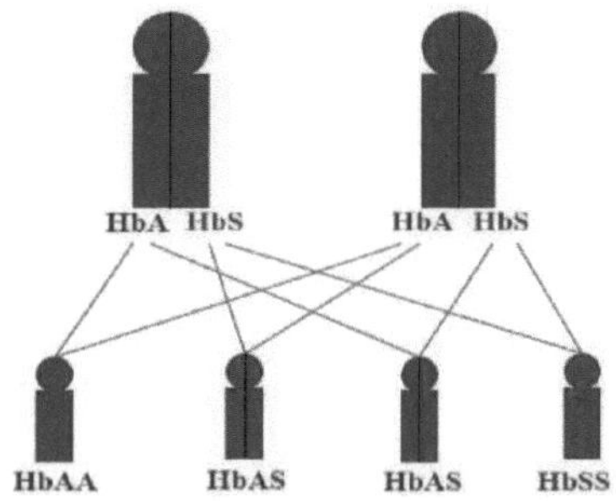


*Fonte: Bloom, 1995*

**Figura 10. Dois pais com traço falciforme**

**(v)  Um dos progenitores é normal e o outro tem traço falciforme**

Todos os filhos deste casal (Figura XI) apresentarão o traço falciforme ou terão genes normais, porque metade dos gâmetas do progenitor portador do traço falciforme transportará o gene HbS e a outra metade transportará o HbA (Bloom, 1995). Esta combinação resultará numa probabilidade de 50/50 de produzir uma criança com genes normais ou de herdar o traço falciforme.

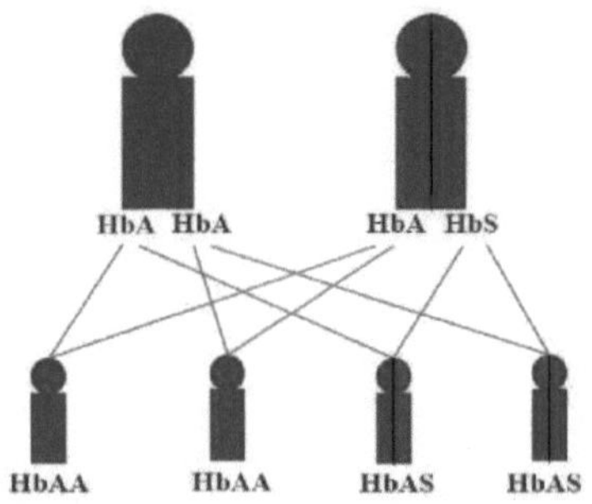


*Fonte: Bloom, 1995*

**Figura 11. Um dos pais com traço falciforme e o outro normal**

**1.14  Tipos de SCD**

Existem três tipos principais de SCD: Doença da hemoglobina SS, em que os indivíduos receberam duas cópias do gene da hemoglobina S; Doença da hemoglobina SC, em que os indivíduos receberam uma cópia do gene da hemoglobina S e uma cópia do gene da hemoglobina C. Doença talassémica da hemoglobina SB (beta), incluindo a doença talassémica SB0 (beta zero) e SB+, em que os indivíduos receberam uma cópia do gene da hemoglobina S e uma cópia do gene da hemoglobina beta-talassémica. Os genes da beta-talassemia resultam na redução (B+) ou na falta de expressão (B0) da hemoglobina A normal, o que faz com que uma pessoa tenha apenas hemoglobina S ou maioritariamente hemoglobina S com uma pequena percentagem de hemoglobina A normal.

**1.15  Características clínicas**

De acordo com o relatório da Organização Mundial de Saúde (OMS) (2005), a anemia falciforme abrange um vasto espetro de doenças. A maioria das pessoas afectadas tem anemia crónica com uma concentração de hemoglobina de cerca de 8 g/dl. Nas crianças, os glóbulos vermelhos em forma de foice ficam muitas vezes retidos no baço, o que leva a um grave risco de morte antes dos sete anos de idade devido a uma anemia profunda súbita associada a um rápido aumento do baço ou a um mau funcionamento do baço que provoca uma infeção fulminante. As crianças entre os 6 e os 18 anos são afectadas por um inchaço doloroso das mãos e/ou dos pés (síndrome mão-pé). A atrofia isquémica progressiva do baço devido a isquemia aumenta o risco de sepsis (sobretudo pneumocócica). A hemólise resulta na formação de cálculos biliares e doenças relacionadas. A sequestração de células falciformes no baço e no fígado provoca uma crise de sequestração nestas pessoas.

## 1.16 Epidemiologia da SCD

Cerca de 5% da população mundial é portadora do gene responsável pelas hemoglobinopatias e, entre elas, as doenças falciformes representam cerca de 70% das doenças da hemoglobina a nível mundial (Angastiniotis *et al.*, 1995). É a segunda hemoglobinopatia mais comum no mundo. A SCD é comum em pessoas de países tropicais e é transmitida com carácter autossómico recessivo (Gupta *et al.*, 1991). A incidência desta doença é mais comum em pessoas de África, da África subsariana, do Mediterrâneo e de origem indiana. De acordo com o relatório da OMS de 1983, 60 milhões de portadores de células falciformes e 1,20,000 homozigotos falciformes são adicionados todos os anos no mundo. Com uma população de 1000 milhões de habitantes no ano do milénio (2000) e uma taxa de natalidade de 25 por 1000 nascidos vivos, haveria cerca de 45 milhões de portadores e cerca de 15.000 crianças nascidas todos os anos com hemoglobinopatias na Índia (Balgir, 2000 a). Com base no censo populacional de 1981 na Índia, estimou-se que havia 24.34.170 portadores e 1.21.375 homozigotos falciformes entre as tribos da Índia (Rao, 1988). De acordo com Bhasin *et al.* (1994), havia 1.86.096 casos de anemia falciforme no subcontinente indiano.

A doença falciforme está muito difundida entre os grupos étnicos ou tribais da Índia. Esta situação foi estimada com base nas taxas de prevalência da hemoglobina falciforme, uma vez que havia mais de 50 000 000 de portadores e 2 000 000 de casos de SCD homozigótica só entre os tribais na Índia (Malhotra, 1993). Foi referido que cerca de 20 milhões de pessoas sofrem desta doença na Índia (Ghai, 2000). Está bem documentado que o gene da hemoglobina falciforme está localizado no braço curto do cromossoma 11 e tem uma hereditariedade autossómica. Por conseguinte, pode manifestar-se de duas formas: portador heterozigótico (HbAS) e doente homozigótico (HbSS).

Na Índia, este gene foi descrito pela primeira vez no grupo tribal das colinas de Nilgiri (Lehmann e Cutbush, 1952), a incidência variou entre 5% e 34% e restringiu-se principalmente à população tribal. Em 1955, Buchi confirmou a presença da doença em Veddoids do sul da Índia, seguido por Sukumaran *et al.* (1956), que registaram a sua prevalência na Índia ocidental, que mais tarde se espalhou para a Índia central, onde a taxa de prevalência variou entre 9,4 e 22,2 %, de acordo com Shukla e Solanki (1985). Gorakshakar (2006) referiu que, durante os últimos cinquenta anos, vários grupos de investigadores efectuaram inquéritos epidemiológicos baseados em hospitais entre vários grupos étnicos. De acordo com este inquérito, verificou-se que a prevalência da DF era de 0 a 18% no nordeste da Índia, 0 a 33,5% no oeste da Índia, 22,2 a 44,4% no centro da Índia e 1 a 40% no sul da Índia. No entanto, a primeira revisão sobre a hemoglobina falciforme na Índia foi feita por Balgir e Sharma (1988) e seguida por Balgir (1996a; 1996b; 2001; 2004b), que destacou a ampla distribuição das doenças falciformes na Índia. A Tabela 4 a seguir mostra a prevalência da anemia falciforme entre os estados da Índia (Rao, 1991).

**Tabela 4. Prevalência da doença coronária nos estados da Índia**

| States | Prevalence of Sickling (%) |
| --- | --- |
| Andhra Pradesh | 0-34.6 |
| Bihar | 0-0.6 |
| Gujarat | 0-30 |
| Karnataka | 0-25 |
| Kerala | 0-29.7 |
| Maharastra | 0-45.4 |
| Orrisa | 0-12.4 |
| **Tamil Nadu** | **0-35.3** |
| Utter Pradesh | 0-32.6 |
| West Bengal | 0-1.1 |
| Madhya Pradesh | 0-48.5 |

*Fonte: Rao, 1991*

O distrito de Nilgiri regista a maior população tribal, representando 5 a 10 % da massa total de Tamil Nadu. Muitos estudos sobre a genética de grupos tribais em Tamil Nadu registaram os polimorfismos das enzimas dos glóbulos vermelhos e das proteínas séricas, tais como PGM1, PGHI3, ACP, AK, LDH, GLO, ESD, HP, TF, GM e G6PD entre os grupos Irulas, Kurumbas e Todas (Kirk *et al.*, 1962; 1963; Saha *et al.*, 1976). O traço Sickling foi estudado entre os Irulas, Paniyans, Todas e Kurumbas (Lehmann e Cutbush, 1952; Lehmann e Sukumaran, 1956; Buchi, 1959; Negi, 1967; Ghosh, 1973; Saha *et al,* 1976; Ghosh *et al,* 1977; Das *et al,* 1977; Ramasamy *et al.*, 1994). Foram também efectuados estudos sobre o polimorfismo HLA nos Kotas e nos Badagas das colinas de Nilgiri (Selvakumar *et al.*, 1987) e nos Koyas de Andhra Pradesh. Muitos destes estudos registaram incidências elevadas de SCD (30%) entre as tribos que vivem em zonas montanhosas (Bhatia e Rao,

1987). De acordo com os estudos efectuados pelo All India Institutes of Medical Sciences (AIIMS, 1990), foi observada a prevalência de SCD em três tribos: Kurumbas, 5,1 % (HbSS) e 20,4 % (HbAS), Paniyans 1,5 % (HbSS) e 13,7 % (HbAS) e Kattunayakans 0,6 % (HbSS) e 11,6 % (HbAS) (AIIMS, 1990).

## 1.17 Factores que influenciam a SCD

O vasto espetro de apresentação clínica e hematológica da doença falciforme envolveu uma atenção considerável e vários estudos foram orientados para identificar os factores envolvidos na modulação da natureza da doença falciforme (Weatherall *et al*, 1969; Pembrey *et al*, 1978; Wood *et al*, 1980; Al-Awamy *et al*, 1986; El-Hazmi *et al*, 1990). Carloyn e Harphan (1992) observaram que o estado de saúde de uma população é influenciado pelas condições ambientais, pelos serviços de saúde, pelas características da população e pelas condições socioeconómicas. Os hábitos alimentares, o estatuto socioeconómico, as condições higiénicas e sanitárias, o clima e o exercício são os factores que influenciam a saúde dos indivíduos com SCD. Por conseguinte, estima-se que os doentes com SCD que vivem em ambientes saudáveis e pertencem a um grupo socioeconómico elevado podem sofrer de poucas complicações em comparação com os doentes com SCD que não dispõem de cuidados de saúde e nutrição adequados. A este respeito, alguns factores ambientais e socioeconómicos podem também modular a apresentação da DF.

## (i) Condição ambiental

Os factores ambientais podem afetar a expressão genética e a variação genética é o resultado do tipo de ambiente em que um indivíduo vive e da forma como os seres humanos reagem a diferentes factores ambientais (Juulia *et al.*, 2009). Os nativos de altitude, predominantemente, são naturalmente seleccionados para características que compensam o stress ambiental inevitável da hipóxia grave de altitude ao longo da vida. A condição hipóxica pode regular muitos processos fisiológicos e patológicos nos seres humanos através de uma família de factores de transcrição, como os factores induzíveis pela hipóxia (HIFs) (Eltzschig e Carmeliet, 2011; Mucaj *et al.*, 2012; Maes *et al.*, 2012; Semenza, 2012). Estas variáveis podem afetar a regulação dos genes que contribuem para a expressão dos fenótipos e podem também influenciar a interação dos fenótipos da doença com a aptidão física (Furrow *et al.*, 2011). Durante os últimos anos, surgiram evidências experimentais que sugerem que os factores ambientais podem influenciar o atrito da proliferação celular de uma forma específica do órgão (Semenza, 2012). Nestes casos e em doenças sem antecedentes genéticos, os factores ambientais parecem influenciar e/ou causar o início, a progressão e o resultado da doença (Rosenberg *et al.*, 2011).

A importância das influências ambientais e dos seus mecanismos tem um grande potencial para aumentar a compreensão e melhorar ainda mais a SCD. As condições ambientais, como a altitude e as variáveis climáticas, desempenham um papel importante na modificação da apresentação clínica da DF. Também é improvável que a prevalência de hemoglobinopatias seja diretamente influenciada pela altitude, porque os efeitos fisiológicos da diminuição da concentração de oxigénio são relativamente pequenos neste intervalo de altitude (Dirren *et al.*, 1994). Quando o nível de oxigénio ou a temperatura ambiente baixam (hipoxia), os glóbulos vermelhos contendo HbS podem falcizar e estas células falciformes aderem às paredes dos vasos sanguíneos, aglomeram-se e bloqueiam o seu fornecimento de sangue. De acordo com Catherine (2009), a falcização pode ser precipitada por factores ambientais como a hipoxia, o pH baixo, o frio e a desidratação das hemácias, bem como por moléculas de adesão e citocinas associadas a infecções.

### (ii) Factores socioeconómicos

De um modo geral, acredita-se que os cuidados e a gestão adequados dos doentes tribais com SCD desempenham um papel significativo na diminuição da gravidade clínica e das complicações associadas à SCD nas tribos. Devido ao seu estatuto socioeconómico inferior, as tribos não dispõem de cuidados e de uma gestão adequados da doença. O estatuto socioeconómico contribui para todos os factores, ou seja, melhor nutrição, cuidados médicos adequados e medidas profiláticas, melhor estado geral de saúde, ambiente limpo e saudável e medidas sanitárias boas e adequadas. O conhecimento do perfil demográfico e socioeconómico dos doentes com MSC é essencial para identificar as suas necessidades, contribuir para melhorar a alocação de recursos e também para criar e implementar políticas de saúde pública que beneficiem esta população (Santos e Neto, 2013). Os fatores socioeconómicos não são necessariamente uma causa direta da doença, mas também um impedimento para melhorar a qualidade de vida. As pessoas em situações de elevado sofrimento são susceptíveis de não ter o apoio social necessário para melhorar o seu estado de saúde (Cassel, 1976 ; Faresjo, 1992).

### (iii) Falta de prestação de cuidados de saúde

O estado de saúde de um indivíduo é influenciado não só pelos determinantes ambientais, genéticos e sociais, mas também pelas disparidades do sistema de cuidados de saúde. Como afirmam Sutton *et al.* (1999), "a incapacidade dos prestadores de cuidados de saúde para distinguir entre vício, dependência e tolerância é um dos principais componentes do fracasso da gestão eficaz do doente falciforme com dor". Com as suas ocorrências perturbadoras de dor intensa, hospitalizações frequentes e a abundância de complicações médicas que produz, a DF pode, por si só, constituir um enorme desafio para os seus portadores. As comunidades tribais com SCD são especialmente vulneráveis e enfrentam frequentemente a exclusão social devido ao facto de habitarem em zonas remotas de difícil acesso e à falta de disponibilidade e acessibilidade dos serviços básicos de saúde. Normalmente, as mulheres grávidas ou os doentes com crises de dor provenientes de aldeias tribais remotas não conseguem chegar a tempo às unidades de saúde. A falta de disparidades nos cuidados de saúde entre as tribos inclui diferenças geográficas, falta de acesso a uma cobertura de saúde adequada, dificuldades de comunicação, barreiras culturais, antecedentes socioeconómicos pobres, clima e falta de sensibilização.

**(iv) Falta de sensibilização para a doença de Chagas**

Devido à falta de sensibilização para a doença falciforme, a maioria da população tribal tende a adoecer com maior frequência e tem de esperar muito tempo antes de procurar ajuda médica. Griffin (1997) relatou ao programa de triagem de recém-nascidos da SCD Association of America Dallas Chapter que os desafios para o cuidado adequado da SCD incluíam "uma falta generalizada de conscientização sobre o risco de células falciformes entre a população-alvo; uma falta de mecanismos eficazes de notificação e encaminhamento dos pais para garantir o acesso da família aos testes necessários, educação, aconselhamento e serviços de apoio; conhecimento inadequado da saúde dos pais e supervisão da saúde para melhorar os resultados das crianças afetadas pela SCD e casas médicas inadequadas, culturalmente competentes, compassivas, abrangentes e contínuas". Isto porque, em comparação com outras doenças crónicas, a DF continua a ser uma das condições médicas menos compreendidas e confusas para as tribos (Clarke e Clare, 1981).

A presença de certas doenças entre as populações tribais tornou-se um problema crítico de saúde pública entre os grupos tribais. É necessário realizar estudos epidemiológicos para confirmar os factores que provocam doenças entre as populações tribais, tais como as alterações climáticas, os padrões de vida e a perda de práticas médicas étnicas. O perfil de doenças da população tribal no distrito de Nilgiri indica predominantemente doenças como a tuberculose, infecções do trato reprodutivo, VIH/SIDA e doenças genéticas como a SCD (Basu, 1994a). A partir de uma visão geral do padrão de distribuição dos grupos tribais nos Nilgiris, torna-se evidentemente claro que eles habitam terrenos e práticas culturais holísticos, e que estas tribos são invariavelmente afectadas por uma doença genética específica como a SCD. Uma vez que a literatura refere claramente que os primeiros casos de SCD foram identificados na tribo Veddoid, no distrito de Nilgiri, por Lehmann e Cutbush, em 1952, é evidente que a origem desta doença se situa nos Nilgiris. Por conseguinte, a prevalência da doença a longo prazo registou-se entre as tribos primitivas do distrito de Nilgiri. Esta pode ser uma das razões para o maior número de casos de SCD no distrito de Nilgiri de Tamil Nadu. Registaram-se 2867 casos de SCD nas populações tribais do distrito de Nilgiri no período de 1997-2012. Entre estas populações, 266 eram homozigóticas falciformes (HbSS), enquanto 2601 pessoas foram examinadas para o estado heterozigótico (HbAS). Estas tribos não conseguem procurar cuidados de saúde adequados porque existe a ideia errada de que a doença falciforme está associada a espíritos malignos. As consequências e os efeitos da doença ainda são desconhecidos para essas tribos. Apesar da perceção pública, a doença falciforme ainda existe e continua a devastar a vida de muitos indivíduos e suas famílias, permanecendo um grande problema de saúde pública no distrito de Nilgiri. A distribuição da SCD entre as tribos do distrito de Nilgiri é apresentada no Quadro 5.

**Tabela 5. Distribuição de SCD por Taluk entre quatro grupos tribais no distrito de Nilgiri**

| Tribe/Taluk | Ooty | Coonoor | Kotagiri | Gudalur | Pandalur | Kundah |
|---|---|---|---|---|---|---|
| Irulas | 161 | 76 | 1207 | 0 | 0 | 7 |
| Kurumbas | 27 | 231 | 226 | 77 | 168 | 45 |
| Paniyans | 1 | 0 | 0 | 237 | 346 | 0 |
| Todas | 0 | 0 | 0 | 0 | 0 | 0 |
| Kotas | 0 | 0 | 0 | 0 | 0 | 0 |
| Kattunayakas | 0 | 0 | 0 | 14 | 44 | 0 |
| **Total** | **189** | **307** | **1433** | **328** | **558** | **52** |

Ao compreender a etiologia da doença, verifica-se que, sendo um distúrbio genético, a doença revela-se à nascença e prolonga-se ao longo da vida do doente. A história da doença na área de estudo mostra que houve mortes precoces por SCD durante as últimas décadas. No entanto, as intervenções médicas prolongaram a vida dos doentes, conduzindo a taxas de mortalidade mais baixas, mas a um maior número de casos de doença. Embora, em relação a outras condições e casos epidemiológicos, o censo de casos de SCD seja comparativamente muito baixo, ou seja, 2867 casos em 15 anos, a existência da doença entre a população é, no entanto, muito mais longa em comparação com outras epidemias.

Devido ao número insignificante de casos de doença, muitas investigações ou intervenções sobre a SCD são muito negligenciadas ou limitadas. Por conseguinte, é necessária uma maior compreensão para lidar com as várias questões relacionadas com o padrão e a distribuição da doença, a sua endemicidade e a sua proliferação genética. Por conseguinte, é necessário um conhecimento aprofundado dos padrões tribais, dos aspectos socioculturais e do seu estado de saúde. Os problemas e as dificuldades que enfrentam na luta contra a doença e os métodos de intervenção disponíveis ajudarão a um melhor planeamento e gestão. As condições difíceis do terreno e do clima, a distribuição das aldeias tribais e os recursos limitados de informação constituíram um revés para o estudo e a investigação convencionais no terreno, pelo que o estudo foi adicionalmente associado a métodos de recolha de dados alternativos utilizando a teledeteção e o SIG para melhorar a qualidade e garantir a exatidão dos dados.

Se a gestão da anemia falciforme não for estabelecida no distrito, as mortes entre bebés e mães grávidas com anemia falciforme continuarão a não diminuir, apesar da intervenção feita para controlar a mortalidade infantil e materna. Por isso, é necessário determinar as lacunas de conhecimento, as atitudes dos pacientes e o papel do ambiente na anemia falciforme, a prevalência atual da anemia falciforme e as suas variantes em cinquenta e cinco aldeias de Nilgiris. O sistema de cuidados de saúde abrangente e o papel do estatuto socioeconómico na ocorrência da SCD são necessários para uma gestão adequada da SCD a nível da aldeia no distrito de Nilgiri.

Uma vez que existem poucos estudos sobre a saúde da SCD entre as tribos primitivas das colinas de Nilgiri, este estudo foi efectuado para compreender claramente o estado da SCD e a influência da geografia regional e do clima na população doente. Dada a escassez de estudos abrangentes relacionados com a saúde entre a população tribal primitiva, há uma necessidade urgente de iniciar uma investigação de ação específica para a área, para o grupo e para a saúde, em consonância com as necessidades das comunidades tribais. Um estudo de investigação-ação orientado para a saúde ajudará a formular uma estratégia de cuidados de saúde baseada nas necessidades das tribos primitivas das colinas de Nilgiri em particular e de outras tribos em geral. Poucos autores tentaram pesquisar a influência de vários fatores na anemia falciforme entre as tribos, independentemente da idade e do sexo. No entanto, a maioria dos estudos de investigação concentrou-se nos padrões histológicos, hemoglobinopatias e aspectos antropológicos, fisiológicos e bioquímicos relacionados. O conceito do livro é analisar vários factores discretos para propor estratégias que ajudem os indivíduos, as comunidades, os planeadores e os responsáveis pela saúde a prepararem-se para combater a doença e a reduzir o fardo entre as tribos em particular.

## 3.1 Localização geográfica

O distrito de Nilgiri, comummente designado por "The Nilgiris" ou "The Nilgiri hills", é um dos distritos mais pequenos de Tamil Nadu. Etimologicamente, a palavra "Nilgiris" significa "Montanhas Azuis". É uma das cadeias de montanhas mais altas do Sul da Índia (Reddy e Rao, 2007). Os Nilgiris são a principal biosfera da Índia e foram declarados como um dos 14 hotspots do mundo devido à sua biodiversidade única. A região é alongada na direção Este-Oeste, estendendo-se pelas coordenadas 11°15' e 11°30' de latitude norte e 76°45' e 77°00' de longitude leste, com uma área geográfica de 2 565 km2 .

Cerca de 57% da superfície das colinas de Nilgiri eleva-se a mais de 1.000 m acima do nível médio do mar (MSL) e 47% eleva-se a mais de 1.800 m, com o pináculo a 2.670 m. A precipitação média anual do distrito é de 1.920,8 mm. A sua fronteira ocidental é Kerala e, a norte, Karnataka, com o distrito de Coimbatore a sul e os distritos de Erode a leste. Tem uma população (Censo da Índia, 2011) de 735 394 habitantes. A sua capital é Udhagamandalam ou Ooty. O planalto de Nilgiri tem 48,2 a 64,3 km (trinta a quarenta milhas) de comprimento e 16 a 38,6 km (dez a vinte e quatro milhas) de largura.

## 3.2 Administração distrital

O distrito compreende seis taluks, nomeadamente Udhagamandalam, Kundah, Coonoor, Kotagiri, Gudalur e Pandalur e quatro Panchayat Unions, nomeadamente Udhagamandalam, Coonoor, Kotagiri e Gudalur, para além de dois municípios, Wellington Contonment e Aruvankadu Township. O distrito é constituído por 56 aldeias fiscais e 15 Firkas fiscais (Mapa 12). O distrito era originalmente uma terra tribal ocupada por seis grupos tribais primitivos, tais como Kurumbas, Irulas, Paniyans, Todas, Kotas e Kattunayakans. Esta região regista a maior população tribal, representando cerca de 5 a 10% da massa total, e a sua distribuição espacial da população é desigual nos seis taluks. A distribuição espacial revela o facto de que, etnicamente, Todas e Kotas não têm qualquer contacto com Paniyans e Kattunayakans devido à distância entre as suas povoações.

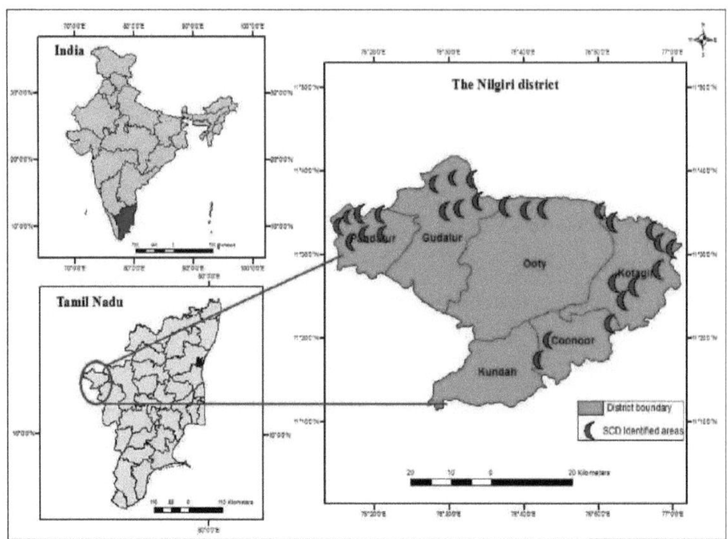

**Figura 12. Localização da área de estudo**

## 3.3 Geografia

As montanhas têm cerca de 45 milhas de largura na parte mais larga da região norte. Este distrito está dividido em Leste e Oeste, com uma cadeia de colinas que se estende de Norte a Sul. As colinas de Nilgiri são um planalto alto e dissecado, que forma a fronteira sul dos Ghats ocidentais e orientais. A maior parte das colinas está preservada como floresta de reserva. Os Kotas e Todas vivem a uma altitude superior a 2200 m. Logo abaixo da altitude média (1680 m) vivem os Kurumbas e os Irulas, enquanto nas colinas do sopé do distrito se encontram os Paniyans e os Kattunayakans.

## 3.4 Padrão de ocupação do solo

As terras dos Nilgiris estão cobertas de "shoal" (florestas de montanha temperadas húmidas do sul) com prados ondulantes. Os prados ocupam o planalto, enquanto nas dobras das colinas se encontram as antigas florestas nubladas ou "Sholas". Apesar da sua importância ecológica, as Shola constituem apenas 10% das áreas florestais reservadas do distrito de Nilgiri, sendo as restantes cobertas por uma variedade de florestas de folha caduca, secas e húmidas. De acordo com o último inquérito realizado (Relatório de Reconciliação de Áreas, 2012), as florestas representavam cerca de 56% da área total, contra a média do Estado de 16,6%. O distrito de Nilgiri ocupa a primeira posição entre os 31 distritos na quota florestal do Estado, seguido da floresta densa (2%) e da floresta mista aberta (28%). Outras áreas são a bacia hidrográfica (1,15%), que é maioritariamente alterada por terras agrícolas (11,31%), povoações (1,74) e pousios (0,61%). A área bruta cultivada mantém-se praticamente ao mesmo nível, com cerca de 31%. Para além da área florestal, as culturas não alimentares são cultivadas em cerca de 65% da área e as culturas alimentares nos restantes 35%. O chá e o café são as principais culturas não alimentares e o chá é cultivado em mais de 50% da superfície total, principalmente em Coonoor e Kotagiri. Segue-se o café, que é cultivado em cerca de 9 000 hectares, principalmente nas zonas de Gudalur e Coonoor. As plantações não nativas de acácias e eucaliptos ocupam outras áreas, que são utilizadas como fonte de combustível para as indústrias de curtumes e de papel nas planícies abaixo e o eucalipto é também cultivado para a extração de óleos essenciais.

### 3.5 Povoações tribais urbanas e rurais

Do total da população tribal do distrito de Nilgiri (32 813), três quartos dos STs vivem em zonas rurais, representando 22 752 pessoas, e cerca de 10 061 pessoas vivem em zonas urbanas (Censo da Índia, 2011). A população tribal masculina é de cerca de 11 167 nas zonas rurais e de 4 924 tribos nas zonas urbanas. A população tribal feminina nas zonas rurais e urbanas é de cerca de 11585 e 5137, respetivamente. O quadro 6 apresenta as povoações tribais rurais e urbanas em taluk e as respectivas populações.

**Quadro 6. Povoações tribais urbanas e rurais em seis taluks do distrito de Nilgiri**

| District / Taluk | Total / Rural / Urban | Total | Males | Females |
|---|---|---|---|---|
| | | Scheduled Tribes population | | |
| Nilgiri district | Total | 32813 | 16091 | 16722 |
| | Rural | 22752 | 11167 | 11585 |
| | Urban | 10061 | 4924 | 5137 |
| Panthalur | Total | 10897 | 5278 | 5619 |

| | | Total | Rural | 9112 | 4442 | 4670 |
|---|---|---|---|---|---|---|
| | | Urban | 1785 | 836 | 949 |
| Gudalur | Total | 6616 | 3237 | 3379 |
| | Rural | 1702 | 828 | 874 |
| | Urban | 4914 | 2409 | 2505 |
| Udhagamandalam | Total | 6113 | 3024 | 3089 |
| | Rural | 4445 | 2208 | 2237 |
| | Urban | 1668 | 816 | 852 |
| Kotagiri | Total | 6312 | 3104 | 3208 |
| | Rural | 6197 | 3045 | 3152 |
| | Urban | 115 | 59 | 56 |
| Coonoor | Total | 2354 | 1199 | 1155 |
| | Rural | 929 | 473 | 456 |
| | Urban | 1425 | 726 | 699 |
| Kundah | Total | 521 | 249 | 272 |
| | Rural | 367 | 171 | 196 |
| | Urban | 154 | 78 | 76 |

*Fonte: Censo da Índia, 2011*

O quadro mostra que a população tribal mais elevada se encontrava no taluk de Pandalur, com cerca de 9112 habitantes nas zonas rurais e 1785 nas zonas urbanas, seguido do taluk de Gudalur, com 1702 e 4914 habitantes tribais nas zonas rurais e urbanas, respetivamente. Udhagamandalam tem cerca de 4445 habitantes tribais nas zonas rurais e 1668 nas zonas urbanas. No taluk de Kotagiri, a maioria da população tribal vive nas zonas rurais, com 6197 pessoas, e muito poucas nas zonas urbanas, com 115 pessoas tribais. A população tribal rural no taluk de Coonoor é constituída por cerca de 929 pessoas, enquanto 1425 vivem em zonas urbanas. O taluk de Kundah tem a população tribal mais baixa, sendo que a maioria vive em zonas rurais, com 367 pessoas, e 154 pessoas vivem em zonas urbanas, respetivamente.

## 3.6 Vegetação

O distrito de Nilgiri é basicamente um distrito de horticultura e toda a economia do distrito depende do sucesso e do fracasso das culturas hortícolas. Da área total do distrito, apenas um quarto é cultivado. As culturas não alimentares são cultivadas em quase 65% da área e as culturas alimentares nos restantes 35%. O chá é cultivado em mais de 50% da área total, principalmente em Coonoor e Kotagiri taluk. O café também é cultivado em cerca de 9 000 hectares, principalmente nas zonas de Gudalur e Coonoor. A batata, a cenoura, o feijão, a beterraba, o rabanete e a couve-flor são os principais produtos hortícolas cultivados neste distrito. De acordo com um inquérito recente (Relatório de Reconciliação de Áreas, 2012), os produtos hortícolas são cultivados em mais de 7 500 hectares da área total cultivada. A couve é cultivada principalmente em Udhagamandalam taluk. A batata é cultivada em grande escala, o arroz e os cereais são cultivados na área de Gudalur numa escala modesta, sendo a área total coberta pelo arroz de cerca de 3 000 hectares, que é o único terreno plano adequado para este tipo de cultivo. Para além destas, culturas como o painço, o trigo e os legumes são também cultivados em pequena escala em todo o distrito. Apenas 6% da vegetação é irrigada, estando o resto dependente da precipitação.

As frutas também são cultivadas neste distrito numa escala limitada. A área cultivada com culturas frutícolas é de 612 hectares, de acordo com o recente inquérito do Hill Area Development Project (HADP, 2015). Laranja, frutos de Jack, ameixas, pêssegos, bananas, peras, maçãs e mangas são os frutos cultivados numa escala limitada no distrito de Nilgiri. As ameixas da zona de Udhagamandalam e as laranjas mandarinas do vale de Kookal de Udhagamandalam taluk são variedades bem conhecidas. Para além destas, o gengibre, o cardamomo, o capim-limão, o alho, a borracha, a cinchona e a pimenta são especiarias cultivadas a uma escala limitada no taluk de Gudalur. O eucalipto e o gerânio são cultivados em grande escala no taluk de Udhagamandalam. Há várias unidades de extração de óleo de eucalipto e gerânio a funcionar nesta área, cujos produtos são amplamente exportados. A vegetação natural, como a teca e o sândalo, cresce nas encostas cobertas de erva alta.

## 3.7 Condições climáticas e estações do ano

Como este distrito está situado a uma altitude de 900 a 2.636 metros acima do nível do mar, no verão a temperatura máxima varia entre 21°C e 25°C e a temperatura mínima entre 10°C e 12°C. Durante o inverno, a temperatura máxima varia entre 16°C e 21°C e a mínima desce para 2°C. O distrito recebe habitualmente chuva durante a Monção do Sudoeste e a Monção do Nordeste. Todos os Taluks de Gudalur, Pandalur e Kundah e uma parte do Taluk de Udhagamandalam recebem chuva durante a Monção do Sudoeste e uma parte do Taluk de Udhagamandalam e todos os Taluks de Coonoor e Kotagiri são beneficiados pelas chuvas da Monção do Nordeste. Existem 16 estações de registo da precipitação no distrito. A precipitação média normal nesta região varia de local para local e situa-se entre 1 500 mm e 3 000 mm.

### 3.8 Reservatórios

Os recursos hídricos do distrito desempenham um papel crucial não só para beber e para outros usos das comunidades rurais e urbanas do distrito, mas também servem como fonte a montante de quatro bacias hidrográficas que servem os estados de Tamil Nadu, Karnataka e Kerala. Os rios importantes deste distrito são o Bhavani, o Kundah e o Moyar. O Bhavani e o Kundah correm do sul do distrito e o Moyar do norte. O rio Kotar junta-se ao rio Bhavani a leste. Existem também muitos riachos no distrito que desaguam nos principais rios como o Moyar. Existe uma ligação crucial entre as manchas de Shola (tipo de floresta montanhosa endémica que ocorre nesta região) e a disponibilidade de recursos hídricos, uma vez que onde quer que existam florestas de Shola, a existência de fontes de água está assegurada.

Várias nascentes montanhosas secaram ou o caudal diminuiu drasticamente devido a alterações na utilização dos solos ou a obras de urbanização (muros de contenção, alargamento de estradas, barragens de controlo, etc.). Em ambientes pantanosos, é importante manter a passagem do caudal aberta - esta é a chave para a gestão das zonas húmidas, mas, infelizmente, os decisores consideram estas áreas como terrenos vagos para novas obras de desenvolvimento. Este facto tem graves consequências negativas para esta frágil região montanhosa - para a subsistência das pessoas, para a economia das plantações e da agricultura e para a ecologia.

### 3.9 Florestas

A floresta ocupa cerca de 22% no taluk de Coonoor e 66% no taluk de Udhagamandalam, com uma média de 56% para o distrito de Nilgiris. A segunda maior utilização do solo é a área cultivada, que varia entre 12,7% em Ooty taluk e 50,3% em Coonoor taluk, com uma média de 22,4% da área de Nilgiris. As florestas artificiais, constituídas por *Eucalyptus globulus* (95,5 $km^2$), *E. grandis* (37,2 $km^2$), *E. citridora* (0,8 $km^2$), *Acacia mearnsil* (140,8 $km^2$), *Pinus patula* (11,8 $km^2$) e outras plantações diversas, como *Gravellia robusta* (carvalho-da-seda) e *Tectona* (teca), ocupam 70 $km^2$. De acordo com a classificação de Champion dos tipos de floresta da Índia (1936), estas florestas nativas de "Shola" pertencem às florestas temperadas húmidas do sul (Mountane) (Grupo 10A).

### 3.10 Distribuição dos grupos tribais primitivos (PTG) no distrito de Nilgiri

As comunidades tribais do distrito de Nilgiri não estão distribuídas de forma homogénea pelos seis taluks. Uma forte concentração de cerca de 32,66% dos Kurumbas vive em Coonoor, Kotagiri, Gudalur, Kundah e Pandalur taluk; 29,61% dos Irulas estão distribuídos em Coonoor, Kotagiri, Gudalur e Kundah taluk; cerca de 22,73% dos Paniyans vivem em Gudalur e Pandalur taluk; Todas com 4.51% vivem nos taluk de Udhagamandalam e Kotagiri, os Kotas vivem em quatro taluks: Udhagamandalam, Coonoor, Kotagiri e Kundah com 6,16% e os restantes 4,29% dos Kattunayakans vivem nos taluks de Gudalur e Pandalur (quadro 7). Os Paniyans e os Kattunayakans vivem principalmente na encosta ocidental mais baixa do distrito, enquanto os Kurumbas e os Irulas vivem principalmente em zonas entre elevações. Os Kotas e Todas ocupam predominantemente as zonas de pastagem de grande altitude no topo do planalto (Parthasarathy, 2007). As tribos ocupavam 354 povoações no distrito de Nilgiri. Os pormenores relativos ao número total de povoações por tribo no distrito são apresentados no Quadro 8.

### Tabela 7. Comunidades tribais no distrito de Nilgiri

| S. No | Community | Total Population | Percentage % | Area of concentration |
|---|---|---|---|---|
| 1 | Kurumbas | 10720 | 32.66 | Coonoor, Kotagiri, Gudalur, Pandalur, Kundah |
| 2 | Irulas | 9719 | 29.61 | Coonoor, Kotagiri, Gudalur, Kundah |
| 3 | Paniyans | 7460 | 22.73 | Gudalur, Pandalur |
| 4 | Todas | 1480 | 4.51 | Udhagamandalam, Kotagiri |
| 5 | Kotas | 2024 | 6.16 | Udhagamandalam, Coonoor, Kotagiri, Kundah |
| 6 | Kattunayakans | 1410 | 4.29 | Gudalur, Pandalur |
| | **Total** | **32813** | **100** | |

**Tabela 8. Número de povoações tribais no distrito de Nilgiri**

| S. No | Scheduled tribe | No. of settlements |
|---|---|---|
| 1 | Todas | 69 Munds |
| 2 | Kotas | 7 Kokkals |
| 3 | Kurumbas | 102 Padis |
| 4 | Irulas | 67 Padis |
| 5 | Paniyans | 66 Padis |
| 6 | Kattunayakans | 43 Oorus |

Os Irulas são habitantes da floresta que vivem na floresta circundante dos taluks de Kotagiri, Coonoor e Kundah em 67 padis (Hamlets). Os Irulas também se encontram na região de Masinagudi, Anaikatti e Siriyure. Os Paniyans vivem em 66 padis, maioritariamente no taluk de Pandalur e em poucos no taluk de Gudalur. A sua distribuição verifica-se ao longo da fronteira do distrito com o estado de Kerala. Os Kattunayakans encontram-se apenas nos taluks de Pandalur e Gudalur, mais perto da fronteira com o Estado de Karnataka. Vivem em 43 povoações (Oorus), localizadas no coração das florestas e na natureza (Mapa 3.2). A principal ocupação das seis tribos, ou seja, Kotas (artesãos), Todas (pastores com búfalos), Kurumbas (tribos de caçadores), Paniyans (recolectores de alimentos e trabalhadores forçados), Kattunayakans (habitantes da floresta) e Irulas (caçadores e recolectores), é a manutenção das suas equipas e a convivência com os caprichos do tempo nas suas habitações.

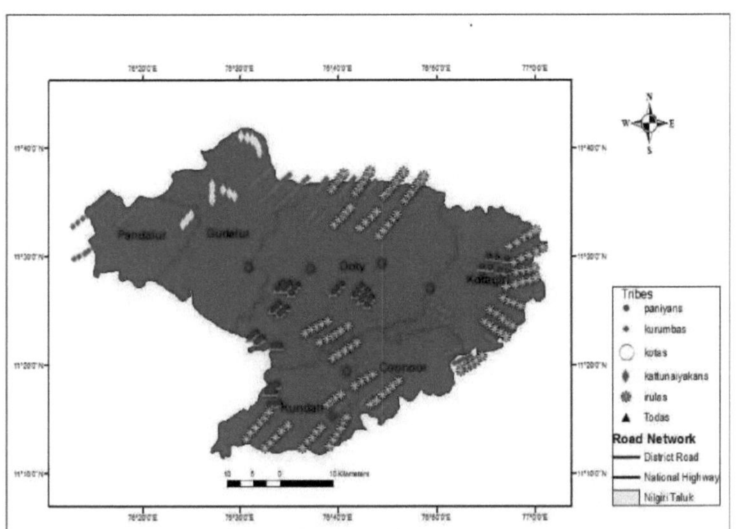


**Figura 13. Distribuição de seis grupos tribais primitivos no distrito de Nilgiri, em Tamil Nadu**

## 3.11 Instalações sanitárias do distrito de Nilgiri de Tamil Nadu

Desde o seu início, o distrito de Nilgiri tem sido uma estância de saúde preferida dos europeus e também dos funcionários do Governo. De acordo com os dados do Ministério da Saúde, o distrito tem 194 subcentros de saúde governamentais, 30 centros de saúde primários governamentais, 6 hospitais governamentais, 2 dispensários governamentais, 1 centro móvel da Cruz Vermelha Indiana e 1 centro distrital de tuberculose (quadro 9). Existem dois hospitais tribais geridos por ONG (organizações não governamentais), como a ASHWINI (Association for Health Welfare in the Nilgiris), em Gudalur, e a NAWA (Nilgiris Adivasi Welfare Association), em Kotagiri, no distrito de Nilgiri, que servem a população tribal exclusivamente para doentes que sofrem de SCD.

**Quadro 9. Lista dos centros de saúde do distrito de Nilgiri**

| S. No | Name of Health centres | | Taluk |
|---|---|---|---|
| 1 | District Headquarters hospital | (1) | Ooty |
| 2 | Govt. Hospital | (1) | Ooty |

| 3 | Govt. Hospital | (1) | Manjur |
|---|---|---|---|
| 4 | Govt.Lally hospital | (1) | Coonoor |
| 5 | Govt. Hospital | (1) | Kotagiri |
| 6 | Govt. Hospital | (1) | Gudalur |
| 7 | Govt. Hospital | (1) | Pandalur |
| 8 | Block primary health centre | (10) | Ooty |
| 9 | Block primary health centre | (6) | Coonoor |
| 10 | Block primary health centre | (5) | Kotagiri |
| 11 | Block primary health centre | (9) | Gudalur |
| 12 | **ASHWINI  Adivasi hospital** | (1) | **Gudalur** |
| 13 | Mobile ICTC Indian red cross | (1) | Ooty |
| 14 | **Nilgiri Adivasi Welfare Association (NAWA)** | (1) | **Kotagiri** |
| 15 | Health sub centres | (194) | |
| 16 | Dispensaries | (6) | |
| 17 | District Tuberculosis Centre | (1) | |

*Fonte: Diretor Adjunto da Saúde, Nilgiris, 2003*

## 3.12  Regiões de estudo no distrito de Nilgiri

Seis taluks, nomeadamente Gudalur, Pandalur, Udhagamandalam, Coonoor, Kotagiri e Kundah, foram seleccionados como regiões de estudo. Dos 55 panchayats de aldeia dos seis taluks, 36 panchayats de aldeia foram seleccionados como a região de estudo onde se encontram povoações tribais. Das aldeias seleccionadas, foram examinadas 214 aldeias para determinar a prevalência da SCD, das quais 71 aldeias eram do taluk de Gudalur, 51 aldeias de Pandalur, 13 aldeias de Udhagamandalam, 25 aldeias do taluk de Coonoor e cerca de 49 e 5 aldeias de Kotagiri e Kundah, respetivamente (quadro 10). Dos 36 panchayats de aldeia, 24 estão situados em zonas rurais e 14 em zonas urbanas. O total de 6547 agregados familiares foi selecionado das seis comunidades tribais. 31,71% dos agregados familiares pertencem a Kurumbas, 29,22% a Irulas, 6,39% a Todas, 7,50% a Kotas e 6,90% a Kattunayakans.

**Tabela 10. A lista de aldeias rastreadas para a doença falciforme nos taluks de Nilgiri**

| S. No. | Taluks | Number of village panchayats covered | Hamlets |
|---|---|---|---|
| 1 | Gudalur | 9 | 71 |
| 2 | Pandalur | 4 | 51 |
| 3 | Udhagamandalam | 2 | 13 |
| 4 | Coonoor | 4 | 25 |
| 5 | Kotagiri | 14 | 49 |
| 6 | Kundah | 3 | 5 |

Como poucas regiões abrangem as aldeias das tribos e a população tribal representa uma proporção menor em comparação com a população total, estas populações tribais tornaram-se mais ou menos negligenciadas no que diz respeito à saúde. Até à data, a existência de uma base de dados completa sobre as tribos tem sido limitada ou inexistente. Recentemente, devido à intervenção das ONG e de certos grupos de investigação, foram registados os pormenores sobre as tribos.

A gestão da SCD em termos de disponibilização de instalações médicas é importante, uma vez que a SCD não tem cura e os doentes apresentam episódios de crise de dor. É necessário concentrar-se na prevenção e no diagnóstico precoce para garantir uma gestão eficaz da doença e evitar uma situação de crise. A conceção de programas relativos às medidas preventivas da doença de Chagas é importante para os doentes tribais do distrito de Nilgiri. Isto pode ser conseguido através do aconselhamento dos doentes sobre o tratamento de apoio, a mudança de estilo de vida, a sensibilização para a saúde e o conhecimento de programas de reabilitação como a transfusão de sangue, a vacinação, o ácido fólico e os suplementos de penicilina.

Apesar de a OMS ter reconhecido a importância das doenças hereditárias da hemoglobina, foram tomadas muito poucas medidas a nível internacional para o desenvolvimento de serviços de controlo e gestão destas doenças. Nos países em desenvolvimento, como a Índia, a ação é muito limitada no que respeita à gestão da SCD. No distrito de Nilgiri, em Tamil Nadu, as ONG tomaram iniciativas para melhorar a qualidade de vida das tribos. A situação só pode ser melhorada quando houver dados disponíveis sobre a história natural e a frequência do padrão de morbilidade em cada aldeia afetada. Assim, é da responsabilidade de todos os hematologistas preparar estes dados e recolher as informações necessárias.

A OMS África recomendou um conjunto de intervenções de saúde pública para reduzir o fardo da doença falciforme na região africana, nomeadamente, melhorar a sensibilização, prevenir a doença, detetar precocemente, melhorar a prestação de cuidados de saúde aos indivíduos afectados através de instalações clínicas, laboratoriais, de diagnóstico e de imagiologia eficazes a diferentes níveis do sistema de saúde, rastreio dos recém-nascidos, formação dos profissionais de saúde, desenvolvimento de protocolos de tratamento, aconselhamento genético, grupos de apoio aos doentes, sensibilização e investigação (OMS, 2010).

A Organização Mundial de Saúde (OMS) começou a promover uma agenda mundial para abordar as disfunções da hemoglobina, tais como

- Reconhecer que a SCD é um importante problema de saúde

- Aumentar a sensibilização da comunidade mundial para a doença de Chagas

- Eliminar os preconceitos nocivos e errados associados à SCD

- Exortar os países membros onde a doença coronária é um problema de saúde pública a estabelecerem programas de saúde a nível nacional e a operarem centros especializados para a doença coronária, facilitando o acesso ao tratamento

- Promover um acesso satisfatório aos serviços médicos para as pessoas afectadas pela doença de Chagas

- Prestar apoio técnico a todos os países para prevenir e gerir a doença de Chagas

- Promover e ajudar a investigação para melhorar a vida das pessoas afectadas pela doença de Chagas

É necessária uma avaliação detalhada dos conhecimentos epidemiológicos actuais e da magnitude do problema para definir políticas adequadas de diagnóstico, educação e tratamento para prevenir ou gerir as complicações associadas à anemia falciforme. As descrições erróneas da anemia falciforme (como uma doença relacionada com a raça nas últimas décadas) contribuíram significativamente para o aumento da incompreensão do público sobre a doença (Clarke e Clare, 1981). Com os noticiários televisivos e as ondas de rádio inundados de informações sobre questões de saúde mais populares, a SCD acabou por ser colocada em segundo plano. O facto é que esta doença foi identificada em 1910 e, no entanto, muitas pessoas ainda não sabem muito sobre a sua origem e taxa de incidência. Tendo sido negligenciada durante décadas na Índia, a sensibilização para a HbS e para o seu peso nos serviços de saúde pública está finalmente a aumentar. As estimativas e as medidas de precisão associadas fornecem um resultado valioso para orientar as decisões de saúde pública a várias escalas e para avaliar futuras alterações. A educação e a informação do público são os instrumentos mais eficazes para aumentar a sensibilização para a doença coronária nos Nilgiris.

A pesquisa atual sobre anemia falciforme concentra-se na conscientização sobre a doença entre a comunidade tribal do distrito de Nilgiri. O acesso aos cuidados de saúde, as condições ambientais, as condições socioeconómicas, a falta de informação, a educação, o conhecimento e a sensibilização são os principais problemas destas pessoas. A presente secção centra-se nos sistemas de gestão existentes no distrito de Nilgiri e nas abordagens para melhorar o nível de vida dos doentes com SCD através de sistemas de gestão abrangentes.

## 4.2 Acções empreendidas pelas ONG no distrito de Nilgiri

ONG como ASHWINI, NAWA e CTRD, TNHSP, no distrito de Nilgiri, tomaram iniciativas que incluem campos médicos, acções móveis, campanhas de sensibilização para a saúde de rastreio para apoiar as tribos nas comunidades locais. Os pormenores das iniciativas de cada ONG são os seguintes

### 4.2.1 Associação para o bem-estar da saúde no distrito de Nilgiri (ASHWINI)

A ASHWINI tem vindo a implementar um programa especial para controlar a SCD entre as tribos do vale de Gudalur. De acordo com o relatório da ASHWINI (julho de 2010), os três principais componentes da organização são

    a) Rastreio

    b) Tratamento

    c) Educação

O rastreio é um procedimento médico utilizado para detetar ou prever a presença de doenças em indivíduos de risco numa população, numa família ou numa força de trabalho (Ratcliffe et *al.*, 1986). O rastreio pode ser efectuado para monitorizar a prevalência de doenças, gerir a epidemiologia, ajudar na prevenção ou estritamente para fins estatísticos (Murthy e Halperin, 1995). Normalmente, o rastreio é feito para identificar a doença o mais cedo possível, de modo a que as pessoas afectadas beneficiem de intervenções médicas precoces. O rastreio da doença coronária nas comunidades tem-se revelado vital para a gestão e o controlo destas doenças. A identificação dos bebés afectados e dos portadores através do rastreio proporciona oportunidades para intervenções educativas e médicas que reduzem significativamente a morbilidade e a mortalidade durante a infância e a adolescência. O rastreio da população tribal com idade inferior a 30 anos é efectuado tanto a nível da aldeia como do hospital. Esta idade foi selecionada porque os doentes mais velhos com DF já teriam sido detectados, através dos sintomas apresentados e das visitas ao hospital. Se for detectada a doença, os doentes recebem educação sanitária, sendo aconselhados a evitar a exposição ao frio, o esforço excessivo e a desidratação para prevenir novas crises.

Além disso, são administrados aos doentes medicamentos como a profilaxia com penicilina, a vacinação com a vacina pneumocócica, paracetamol, diclofenac (dor), hidroxiureia, vitaminas, suplementos de ácido fólico, como comprimidos do complexo B e comprimidos de ferro. Simultaneamente, é prestado aconselhamento genético, utilizando um modelo de cuidados culturalmente sensível e capacitador. Foram concebidos e utilizados materiais didácticos para educar a comunidade adivasi sobre a natureza e as implicações da SCD. O projeto também forma continuamente membros da comunidade local para funcionarem como componentes críticos do sistema comunitário de gestão das células falciformes.

**4.2.2  Associação para o bem-estar dos Nilgiris Adivasi (NAWA)**

A NAWA é um organismo voluntário, secular e caritativo, que se dedica exclusivamente ao trabalho de assistência social entre todas as populações tribais dos Nilgiris e de algumas zonas adjacentes. A associação concentra-se em actividades médicas, nutricionais, educativas e socioeconómicas. No total, 100 aldeias estão cobertas e 11.936 pessoas foram rastreadas para a anemia falciforme, 1557 pessoas foram identificadas como tendo traços falciformes, caso contrário, 49 pessoas sofrem de anemia falciforme, de acordo com o ano 2000.

As seguintes actividades são realizadas regularmente pela NAWA:

a)  Rastreio neonatal

b)  Divulgação móvel

c)  Educação e formação

**4.2.3  O Projeto de Sistemas de Saúde de Tamil Nadu (TNHSP)**

O Projeto de Sistemas de Saúde de Tamil Nadu (TNHSP), executado pelo Departamento de Saúde e Bem-Estar Familiar (Governo de Tamil Nadu), apoia a política de saúde de 2003. O principal objetivo do TNSHP é melhorar o estado de saúde das populações tribais que vivem em estratos socioeconómicos mais baixos. Novas abordagens para tratar as doenças não transmissíveis, centrando-se nas necessidades de saúde das populações tribais e colaborando em parcerias com as ONG, constituem o núcleo deste projeto.

As actividades levadas a cabo pelo TNHSP são

a)  Serviços móveis de proximidade para melhorar a acessibilidade

b)  Prestação de aconselhamento entre pares

Para ultrapassar o problema da acessibilidade, são prestados serviços móveis de proximidade em parceria com ONG nos distritos de Nilgiris. Os veículos estão equipados com um médico, um enfermeiro, um técnico de laboratório e um farmacêutico que visitam as zonas de difícil acesso uma vez em cada 15 dias. O TNSHP nomeou conselheiros das comunidades tribais em 30 centros de saúde (25 hospitais, 5 centros de cuidados de saúde primários) e três carrinhas para aumentar o nível de conforto dos membros das comunidades tribais que acedem aos hospitais. Como estes conselheiros são oriundos de comunidades tribais, inculcam confiança e ajudam a eliminar os medos e apreensões que as tribos enfrentam ao longo dos anos. Estes conselheiros prestam assistência aos doentes das comunidades tribais que visitam os hospitais e mantêm também um acompanhamento e registos pormenorizados das suas visitas.

### 4.2.4  O Centro para o Desenvolvimento Tribal e Rural (CTRD)

O CTRD é uma organização voluntária dedicada, criada para melhorar as condições socioeconómicas, ajudando as comunidades tribais a ultrapassar a pobreza e a saúde. O CTRD trabalha há duas décadas nos domínios da saúde, da educação, dos meios de subsistência, da economia, do desenvolvimento tribal, da capacitação das mulheres e da deficiência entre as comunidades tribais e rurais indígenas do distrito de Nilgiri. O CTRD efectuou uma intervenção abrangente no domínio da saúde e cobriu 50 aldeias tribais, num total de 1768 pacientes para o rastreio de doentes com SCD. As actividades do CTRD orientadas para a doença de Chagas são as seguintes

    a)  Cuidados pré-natais e cuidados pós-natais

    b)  Cuidados infantis

    c)  Cobertura de seguro de saúde do governo

### 4.3 Várias abordagens para o tratamento da SCD

### 4.3.1  Gestão da SCD

A gestão da doença falciforme envolve o diagnóstico precoce das pessoas afectadas, a prestação do tratamento básico mais adequado e rentável, o aconselhamento genético e o apoio psicossocial. O objetivo a longo prazo é assegurar uma gestão adequada a diferentes níveis dos cuidados de saúde, com o desenvolvimento de centros de referência para diagnóstico e tratamento especializados. Esta abordagem garante uma forma económica de lidar eficazmente com uma doença altamente prevalente em áreas onde os recursos são limitados. No entanto, é importante que estes centros não se limitem às zonas urbanas ou se centrem em estabelecimentos de saúde académicos ou orientados para a investigação. Para evitar esta situação, deve haver uma estratégia ativa para garantir que a gestão adequada seja integrada nos serviços a todos os níveis dos cuidados de saúde, com o apoio adequado destes centros especializados.

O primeiro nível de gestão é o diagnóstico precoce da doença, a fim de evitar as complicações, e o nível secundário de prevenção, que tenta reduzir o número de crianças que nascem com a doença. Os serviços preventivos envolvem a educação da comunidade, o rastreio da população e o aconselhamento genético, que encorajariam as pessoas a submeter-se ao rastreio antes da conceção, durante o período pré-natal ou pós-natal (Makani *et al.*, 2013). Há várias questões que têm de ser abordadas no que respeita à prevenção da DF. O rastreio destina-se a detetar a DF no feto, a discutir as consequências de um diagnóstico de DF e a fornecer opções de tratamento e prognóstico. É difícil aconselhar um casal a não ter filhos, uma vez que o risco de ter uma criança afetada pode ser relativamente baixo (1 em 4) e não aumenta com cada gravidez (Makani *et al.*, 2013). O risco mais elevado seria o de dois indivíduos com SS que desejassem ter filhos. Isto é diferente da talassemia, em que as crianças com a forma mais grave, a talassemia major, terão inevitavelmente uma doença grave. Por conseguinte, poder-se-ia argumentar que este facto justifica a utilização do diagnóstico pré-natal, uma vez que permitiria identificar as gravidezes com crianças com SCD e, nessa altura, os pais receberiam aconselhamento adequado sobre as consequências e o prognóstico da SCD e permitiriam mais opções reprodutivas às famílias. O diagnóstico genético pré-natal representa um tipo de opção reprodutiva, uma vez que dá aos pais a opção de testar gravidezes de risco e de tomar decisões relativamente às gravidezes afectadas. A disponibilidade e a aceitabilidade do diagnóstico pré-natal e da interrupção de uma gravidez afetada são de particular importância em países com poucos recursos, onde nem os serviços de saúde nem as famílias podem pagar o tratamento a longo prazo da doença de Chagas (Alwan e Modell, 2003).

### 4.3.2 Dor

A dor, a caraterística que define a DF e o seu sintoma mais comum, começa cedo na vida e persiste ao longo da vida e está relacionada com a gravidade da doença. Estudos realizados em crianças de países desenvolvidos sugerem que os episódios dolorosos e a síndrome torácica aguda foram as complicações mais frequentes da DF e que as crises de dor são um importante fator de previsão de resultados adversos em crianças, juntamente com a anemia (Makani *et al.*, 2013). No presente estudo, a maioria das tribos tinha menos de 25-49 anos e 0-14 anos no distrito de Nilgiri. Nos adultos, uma grande proporção de doentes morre durante um episódio agudo de dor, o que a torna um fator de risco de morte precoce, juntamente com a síndrome torácica aguda e o acidente vascular cerebral. O episódio doloroso agudo da anemia falciforme (crise dolorosa) é a causa mais comum de mais de 90% das internações hospitalares entre pacientes adultos que têm SCD (Ballas, 1998). As medidas para reduzir a crise dolorosa incluem a terapêutica profiláctica com penicilina (ou um macrólido quando existe sensibilidade à penicilina) em bebés e crianças (Gaston *et al.*, 1986) e hidroxiureia em adultos (Charache *et al.*, 1995). No entanto, devido à sua natureza subjectiva, os doentes com DF podem não estar a receber as intervenções médicas necessárias e adequadas para evitar complicações relacionadas com a dor (como o desenvolvimento de uma síndrome de dor crónica), o que resulta no agravamento da doença falciforme. A formação é essencial para a avaliação adequada da intensidade da dor, a sua comunicação e documentação pelos doentes, prestadores de cuidados e profissionais de saúde. O tratamento imediato da dor requer atenção às causas precipitantes (stress, infeção, desidratação, acidose e alodinia). Deve ser administrado um analgésico oral adequado para a dor ligeira e um analgésico parentérico para a dor moderada a grave, de acordo com a escada de níveis da OMS para a analgesia dos doentes. Quando não se obtém o alívio esperado em resposta a doses adequadas de analgésicos, isso deve alertar para o estado de hiperestesia induzida por opiáceos, alodinia ou progressão da dor aguda para dor crónica (Rees *et al,* 2003; Ballas, 2005; Dunlop e Bennett, 2006).

A maioria dos doentes sente dores diariamente. A gravidade da dor pode variar de ligeira a moderada, moderada a muito grave. Por vezes, os episódios dolorosos podem ser geridos em casa, mas muitas vezes, devido a dores fortes, o doente tem de procurar cuidados imediatos em centros de saúde, unidades de emergência ou centros de crise. Isto significa que, por vezes, a dor não pode ser ultrapassada, mesmo que o doente utilize analgésicos receitados pelos médicos (Hill, 1994). Com o aumento da esperança de vida dos indivíduos com DF, tem havido uma consciencialização crescente da importância de melhorar a qualidade de vida, bem como de prevenir danos nos órgãos principais. O tratamento das tribos com DF envolve intervenções que melhoram a sobrevivência, previnem complicações, tratam eventos agudos e evitam lesões nos órgãos terminais.

O National Institute of Health (NIH) aconselha que os melhores cuidados para os doentes com DF, incluindo os cuidados preventivos, são conseguidos através do tratamento em clínicas especializadas no tratamento da DF. O doente tribal com DF deve ter um prestador de cuidados de saúde principal, que deve ser um hematologista ou estar em consulta frequente com ele (Brawley *et al.,* 2008). Quando a gravidade da crise das tribos é avaliada, é possível o auto-tratamento em casa com repouso na cama, analgesia oral e hidratação. Os indivíduos com DF apresentam-se frequentemente no Serviço de Urgência (SU) após o fracasso do auto-tratamento.

### 4.3.3 Impactos psicológicos da SCD

Os impactos psicológicos da DF e, em especial, os episódios de dor, podem ter um impacto generalizado tanto no funcionamento psicológico do indivíduo diagnosticado com a doença como no das suas famílias. As crianças com DF correm o risco de se desajustarem em quase todas as áreas do funcionamento quotidiano (Barrett *et al.,* 1988; Palermo *et al.,* 2008). Especificamente, a DF tem sido associada a vários indicadores de inadaptação psicológica, incluindo problemas emocionais e comportamentais, fraco auto-conceito e funcionamento interpessoal, capacidades atléticas limitadas e fraco desempenho académico (Morgan e Jackson, 1986; Thompson *et al.,* 1993; Eaton *et al.,* 1995; Shapiro *et al.,* 1995; Schaeffer *et al.,* 1999 e Noll *et al.,* 2007). No que diz respeito à família, os prestadores de cuidados a crianças com DF são sobrecarregados com faltas ao trabalho, maior stress familiar e maiores exigências em termos de cuidados com a doença, o que se deve à imprevisibilidade dos cuidados nas crises de dor na DF (Moskowitz *et al.,* 2007). Os prestadores de cuidados de crianças com DF têm a responsabilidade de gerir os cuidados da criança, o que inclui encorajar a criança a adotar comportamentos preventivos, gerir os episódios de dor, ensinar competências para lidar com a situação e fornecer uma nutrição/hidratação adequada. Além disso, os prestadores de cuidados primários referem frequentemente a falta de apoio da família e dos amigos durante as crises de dor da criança, o que contribui para sentimentos de desespero, impotência e frustração (Midence *et al.*, 1993).

### 4.3.4 Cuidados abrangentes, incluindo instalações dedicadas a cuidados diurnos

A identificação da SCD à nascença tem de ser acompanhada pela inscrição em programas que prestem cuidados abrangentes por equipas multidisciplinares que incluam enfermeiros, conselheiros genéticos, assistentes sociais, pediatras, hematologistas, cirurgiões ortopédicos, oftalmologistas e internistas. Estes programas fornecem conselhos, aconselhamento e apoio adequados aos pais e às pessoas afectadas. Estes incluem conselhos como a ingestão de quantidades adequadas de líquidos para evitar a desidratação e o uso de vestuário quente no tempo frio. Uma vez que os Nilgiris se situam numa região de elevada altitude, devem ser-lhes prestados cuidados durante condições de frio intenso para evitar o sequestro da dor. É também essencial uma educação específica em matéria de saúde que lhes permita reconhecer situações agudas e procurar cuidados médicos. Ensinar as mães a reconhecer condições como o aumento do baço e a anemia foi eficaz no diagnóstico e tratamento da anemia falciforme devido à SAA (Emond *et al.*, 1985 e Al-Hawsawi e Ismail, 2001). Os doentes devem também ser controlados regularmente e receber suplementos de ácido fólico. Os cuidados a longo prazo devem ser prestados por uma equipa multidisciplinar que inclua profissionais especializados em hematologia e transfusão de sangue para adultos e hematologistas pediátricos para crianças. Em contextos onde a prevalência da DF é baixa ou o número de profissionais de saúde é limitado, os doentes com DF podem receber cuidados de profissionais de saúde em geral. Nesses contextos, podem ser fornecidas orientações para o tratamento aos profissionais de saúde em geral, com um sistema de encaminhamento para centros especializados.

### 4.3.5 Sensibilização e promoção da equidade na saúde entre as tribos

Para além de igualar o acesso através da mudança dos cuidados de saúde, das atitudes pessoais e das percepções em relação aos doentes com anemia falciforme, há que ter em conta a necessidade de prestar serviços de saúde externos que ditam e têm impacto no que acontece na clínica e, por vezes, quando o doente não pode ir à clínica. Uma vez que muitos doentes com células falciformes pertencem a um grupo socioeconómico mais baixo, os prestadores de cuidados de saúde têm de compreender como os problemas de transporte, os problemas económicos ou os problemas de cuidados diurnos influenciam grandemente a utilização dos serviços médicos. As novas inovações tecnológicas, como a telessaúde, também podem resolver as barreiras de transporte, reduzindo as necessidades de deslocação ao longo do tempo. Os serviços de telessaúde podem incluir videoconferência, monitorização remota e outros apoios à gestão de doenças à distância. Uma abordagem para a prestação de cuidados centrados no doente consiste em avaliar os obstáculos ao transporte e outros obstáculos aos centros de cuidados de saúde em curso e em prestar serviços de telessaúde que sejam mais benéficos e rentáveis. O acesso à medicação também pode ser melhorado se forem disponibilizados mais serviços de entrega de medicamentos ao domicílio. A colaboração entre os responsáveis pelas políticas de saúde, os planeadores urbanos e os peritos em transportes pode conduzir a soluções criativas que resolvam os obstáculos ao acesso aos cuidados de saúde através dos transportes, tendo em conta a saúde dos doentes, os custos e a eficiência. Essa colaboração também pode levar a estudos em áreas que carecem de investigação, como a investigação sobre a política de transportes e o seu impacto nos resultados de saúde fora da prevenção de lesões (Bambra *et al.*, 2010). Os pontos-chave para melhorar a equidade na saúde são apresentados a seguir:

- Educar e envolver parceiros fora do sector da saúde que têm impacto no local onde vivemos, aprendemos, trabalhamos e nos divertimos para melhorar a saúde e a equidade
- Incorporar conceitos de responsabilidade cívica e social no discurso sobre saúde e equidade
- Identificar e procurar oportunidades de financiamento para apoiar as prioridades do presente plano.
- Incentivar as organizações públicas, privadas e sem fins lucrativos a darem prioridade e a orçamentarem a equidade na saúde
- Construir e manter uma estrutura de colaboração de parceria público-privada para implementar o plano
- Influenciar e criar políticas públicas que apoiem a saúde e a equidade

Para reduzir a barreira da distância, é necessário levar as pessoas aos serviços ou levar os serviços às pessoas. Melhores sistemas de transporte reduzem o custo de acesso aos cuidados de saúde e aumentam o rácio de instalações para a população da área de captação (Banco Mundial, 2004). A construção de estradas é dispendiosa e não está sob o controlo dos responsáveis políticos do sector da saúde. Donnell, (2007) referiu que devem ser disponibilizados esquemas mais viáveis que reduzam o preço das deslocações para os cuidados de saúde ou que concedam crédito para cobrir as despesas de deslocação. Em África, os fundos administrados e financiados pela comunidade facilitam as deslocações para cuidados obstétricos de emergência e concedem empréstimos de emergência sem juros para cobrir os custos (Samai e Sengeh, 1997; Eissen *et al.*, 1997). Esta facilidade também pode ser implementada para evitar impedimentos de deslocação no distrito de Nilgiri. A distribuição de fundos em função da distribuição geográfica das necessidades de saúde é um exercício administrativo e político difícil (Donnell, 2007). Os decisores devem construir o acesso com base em percepções morais do doente e em determinações do que constitui uma vida para o bem-estar. Também é necessário alargar a educação e a exposição ao sistema médico para os doentes noutras alturas que não a crise médica. É evidente que é necessário efetuar mais investigação para explorar a forma como os doentes consideram que as suas características étnicas e culturais influenciam a disponibilidade e a qualidade dos serviços de saúde que recebem. A Figura 14 apresenta uma abordagem de equidade para melhorar a qualidade dos serviços de saúde.

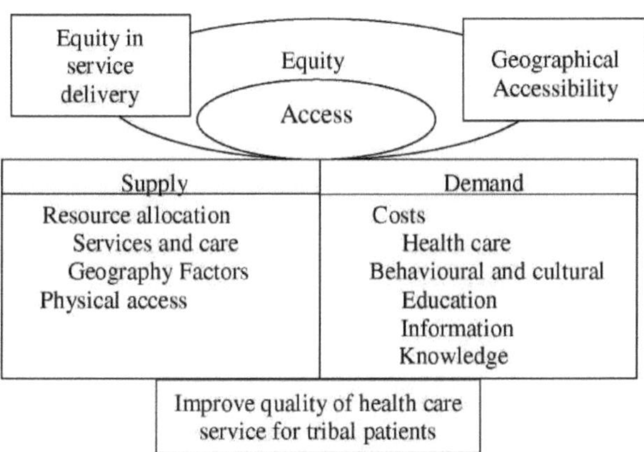


**Figura 14. Uma abordagem de equidade para melhorar a qualidade dos serviços de saúde**

### 4.3.6 Transfusão de sangue (BT)

A SCD está a contribuir para a anemia em menores de cinco anos e mulheres grávidas em áreas de elevada prevalência (Makani *et al.*, 2013). Os doentes com SCD têm uma anemia hemolítica crónica compensada que lhes permite manter as suas actividades normais com uma hemoglobina no estado estacionário, com uma capacidade de reserva reduzida para se adaptarem a actividades físicas extenuantes. A hemoglobina no estado estacionário varia de pessoa para pessoa e está relacionada com o nível de HbF, com a co-hereditariedade de talassemia alfa ou com a heterozigotia para outro tipo de hemoglobina, como a HbC. Embora os indivíduos com SCD tenham uma anemia crónica que é tolerada, pode ocorrer um agravamento rápido da anemia, apresentando uma situação de emergência.

Pode ser causada por SAA, uma crise plástica e hiper-hemólise ou associada a outros eventos, como infecções bacterianas e malária. Nestas circunstâncias, a anemia constitui um risco de vida e exige um tratamento imediato com transfusão de sangue. A transfusão de sangue é uma das poucas terapias modificadoras da doença disponíveis no tratamento da SCD e tem um papel vital na prevenção das complicações agudas e crónicas desta doença (Howard, 2013). Os produtos utilizados (sangue total ou concentrado de hemácias) e o método de transfusão (simples ou de troca) são determinados pela situação clínica, pela disponibilidade de recursos e pela capacidade de fornecer o produto sanguíneo e estabelecer o acesso venoso (Oniyangi e Omari, 2006). A transfusão de sangue também é eficaz noutras situações, como no AVC agudo (Adams *et al.*, 1998), na Síndrome Torácica Aguda (SCA) (Turner *et al.*, 2009) e no pré-operatório (Vichinsky *et al.*, 1995). A transfusão de sangue funciona aumentando o nível de Hb, melhorando assim o fornecimento de oxigénio. Ela também reduz a proporção de hemácias falciformes na circulação. A troca ou transfusão de hemácias também tem se mostrado eficaz na redução do nível de HbS para menos de 30%. Acredita-se que isso reduz os efeitos deletérios da HbS e melhora o resultado. A terapia de transfusão de sangue a longo prazo (LTBT) tem-se revelado eficaz na prevenção de lesões cerebrais devidas a doença cerebrovascular. A transfusão de sangue está associada a riscos que têm de ser ponderados em relação aos benefícios quando se considera a sua implementação como intervenção. Apesar das vantagens do tratamento por transfusão de sangue, a condição económica das tribos não lhes permite pagar este tratamento.

### 4.3.7 Rastreio neonatal (NBS)

A identificação de crianças à nascença através do rastreio neonatal (NBS) e a instituição de cuidados preventivos melhoraram a sobrevivência (Lee *et al.*, 1995; Quinn *et al.*, 2004; Frempong e Pearson, 2007). O rastreio neonatal é uma das poucas medidas preventivas que pode oferecer a muitas crianças e famílias a oportunidade de tratar doenças antes do aparecimento de consequências graves e muitas vezes irreversíveis. As crianças que são identificadas à nascença podem receber aconselhamento e conselhos sobre o curso da doença através dos seus pais e cuidadores. Em seguida, podem ser inscritas em programas de cuidados abrangentes que proporcionam cuidados imediatos e eficazes em caso de eventos agudos e profilaxia contra complicações, resultando num impacto positivo global na sobrevivência e na qualidade de vida. No entanto, a ASHWINI, a NAWA e a CTRD já iniciaram o rastreio da doença coronária.

### 4.3.8 Sensibilização para a doença de Chagas e programas de educação comunitária

A gestão da DF continua a ser uma questão preocupante tanto nos países desenvolvidos como nos países em desenvolvimento. Verificou-se que uma maior sensibilização e compreensão das comunidades e dos profissionais de saúde sobre a DF e a sua deteção são benéficas para a gestão da doença (Armeli *et al.*, 2005; Treadwell e Vinchinsky, 2006). Os aspectos da gestão são os seguintes

(a) Educação comunitária contínua, especialmente nas zonas com elevada prevalência da doença

(b) Investigação básica e clínica em curso

(c) Prestação de cuidados de saúde primários (acesso das crianças falciformes aos centros de saúde)

(d) Melhoria do nível de vida e da ingestão alimentar dos doentes com SCD.

Também foi observado que a melhoria da compreensão científica da DF entre os cuidadores leva à melhoria das condições e ao aumento da esperança de vida dos doentes falciformes (Ohaeri e Shokundi, 2001). A compreensão dos factores de risco e dos benefícios do rastreio tem desempenhado um papel vital na vigilância, prevenção e/ou gestão da DF (Dale *et al.*, 2005). No entanto, a limitação dos programas de educação comunitária e dos conhecimentos dos pais sobre as hemoglobinopatias tem sido associada ao diagnóstico tardio destas doenças e à subsequente má gestão (Anonymous, 2005). Alguns estudos concluíram que era necessário um maior conhecimento das comunidades sobre a DF e a avaliação contínua das crenças dos pais sobre a DF para a gestão desta doença em casa através de programas de prevenção de infecções maláricas e pneumocócicas (Vichinsky *et al.*, 2001).

No entanto, a educação comunitária limitada entre as tribos do distrito de Nilgiri e a falta de conhecimentos sobre hemoglobinopatias entre os pais têm sido associadas ao diagnóstico tardio destas doenças e à subsequente má gestão. As ONG começaram a educar as crianças das tribos, mas há algumas tribos que ainda não estão conscientes da doença. Assim, os programas de sensibilização têm de ser realizados com frequência para chegar às tribos que estão instaladas remotamente nos Nilgiris. As poucas comunidades do distrito de Nilgiri ainda praticam a consanguinidade e o casamento endogâmico e, por conseguinte, os cuidados de saúde primários devem proporcionar educação sobre a consanguinidade a nível individual, familiar e comunitário (IIPS, 1995). Os serviços de aconselhamento pré-matrimonial são também uma forma de manter e melhorar a sua saúde.

### 4.3.9 Aconselhamento genético

O aconselhamento genético é o processo pelo qual os pacientes ou familiares, em risco de sofrerem uma doença hereditária, são informados das consequências e da natureza da doença, da probabilidade de a desenvolverem ou transmitirem e das opções que lhes são oferecidas em termos de gestão e planeamento familiar, a fim de prevenir, evitar ou melhorar a doença (Mohanty e Das, 2011). O objetivo do aconselhamento genético é orientar as pessoas tribais através de um processo de tomada de decisão consciente e equilibrado no que respeita à procriação, ajudando-as a compreender como a sucessão hereditária pode contribuir para a ocorrência ou o risco de recorrência de doenças genéticas. Durante os últimos 30 anos, o campo do aconselhamento genético expandiu-se rapidamente em todo o mundo. As visões culturais, as barreiras sociais e económicas, a culpa e as crenças de saúde podem contribuir para a falta de interesse e apoio ao teste de anemia falciforme e ao aconselhamento genético (Yang *et al.,* 2000 e Gustafson *et al.,* 2007). Por outro lado, o aconselhamento fornece apoio adequado e ajuda essencial na tomada de decisões para uma situação específica que possa surgir devido ao risco de um indivíduo ser portador de uma doença genética. Este processo envolve pessoas com formação adequada para ajudar o indivíduo ou a família a compreender os factos médicos, incluindo o diagnóstico, a evolução provável da doença e o tratamento disponível; compreender a forma como a hereditariedade contribui para a doença e o risco de recorrência em familiares específicos; compreender as alternativas para lidar com o risco de ocorrência; escolher o curso de ação que parece apropriado tendo em conta o seu risco, os seus objectivos familiares e os seus padrões éticos e religiosos, para agir de acordo com essa decisão; e fazer o melhor ajustamento possível à perturbação com um membro da família afetado e ao risco de recorrência dessa perturbação (Munjal e Sharm, 2012).

Os boletins codificados por cores foram distribuídos a todos os indivíduos com SCD no distrito de Nilgiri cujo sangue foi testado. O aconselhamento através de materiais impressos e a interação através da comunicação pessoal foram feitos na língua local e no dialeto tribal na prática pelas ONG. A mensagem referente a evitar casamentos entre dois portadores (HbAS ou heterozigotos) de hemoglobinopatias e portadores (HbAS) de doenças falciformes (HbS) deve ser explicada a eles usando paradigmas fáceis e passo a passo e deve ser fortemente insistida nas tribos durante longas sessões de interações.

### 4.3.10 Sensibilização através do quadrado de Punnet

A anemia falciforme é o resultado inevitável de uma mutação num único gene e a herança destas características é relativamente fácil de compreender. Podemos seguir a herança dos alelos para estes tipos de genes usando uma ferramenta chamada quadrado de punnett. Um quadrado de punnett é uma tabela que lista os diferentes tipos de esperma ou óvulos que os pais podem produzir em relação ao gene e, em seguida, prevê os possíveis resultados de um cruzamento ou acasalamento entre esses pais e é uma forma de representar os genótipos dos gâmetas parentais e todos os possíveis descendentes que eles produzem (Figura 15). No interior do quadrado de Punnett, todos os genótipos podem ser produzidos a partir de um cruzamento entre estes dois indivíduos heterozigóticos. O conteúdo de cada caixa é determinado pela correspondência entre a coluna do óvulo e a linha do espermatozoide. A probabilidade de o casal ter um filho afetado com SCD é de 1/4 porque a combinação de alelos *ss* ocorre uma vez em cada quatro resultados possíveis. O genótipo *SS* é representado uma vez em cada quatro vezes e a probabilidade de este casal ter um filho homozigótico não afetado é também de 1/4. A probabilidade de o casal ter um filho portador de SCD (ou seja, heterozigótico, ou *Ss)* é 1/2, uma vez que dois dos resultados possíveis dentro do quadrado de Punnett são heterozigotos não afectados, um produzido por um espermatozoide *S e um* óvulo s e o outro produzido por um espermatozoide s e um óvulo *S*. Quando os pais tribais sabem quais os alelos que transportam para uma caraterística de um único gene, podem facilmente determinar a probabilidade de uma criança que produzem ter o fenótipo da doença. A probabilidade é gerada independentemente para cada criança, por outras palavras, cada descendência de dois portadores tem uma hipótese de ser afetada.

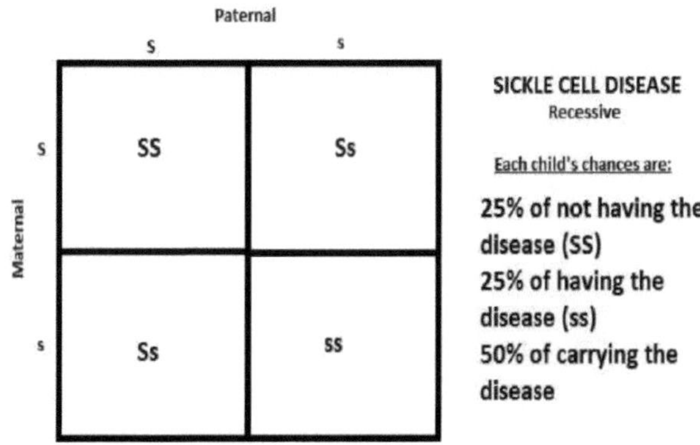


**Figura 15. Modelo de quadrado de Punnett para SCD**

Este método pode ser utilizado para calcular a probabilidade (hipótese) de alguém numa família herdar uma condição de SCD. Muitas tribos em Nilgiris não conhecem seu status genotípico. Casais tribais que são portadores do traço falciforme podem não saber disso e se casam e têm filhos. Eles não estão preparados para as conseqüências; eles podem não entender a origem da doença. Pesquisas mostraram que mesmo quando o processo hereditário da doença falciforme é explicado a algumas pessoas com bom nível de instrução, elas têm dificuldade de entender ou aceitar (AHRQ, 2007). A abordagem GATHER pode ser utilizada juntamente com uma breve explicação dos conteúdos, passo a passo, no que respeita à doença coronária, para o aconselhamento da população tribal. Os genótipos e as complicações que sofreriam se alguém se casasse com um doente falciforme homozigótico ou se dois heterozigóticos se casassem e as consequências para a descendência podem ser bem explicados usando um simples quadrado de punnet. Esta pode ser uma ferramenta útil para alcançar as massas tribais marginalizadas, para dar uma melhor compreensão sobre a doença falciforme amplamente prevalente nessa população. Os quadrados de Punnett são ferramentas padrão utilizadas pelos conselheiros genéticos e os médicos também podem utilizar um gráfico de análise de quadrados de Punnett para mostrar as doenças genéticas. Teoricamente, é possível prever a probabilidade de herdar muitos traços, incluindo traços úteis, utilizando-os. Também é possível construir quadrados para mais do que uma caraterística de cada vez. A comunidade tribal da SCD deve estar ciente da diferença entre características dominantes e recessivas e da probabilidade de expressão dessas características com base na combinação de características recebidas de cada progenitor. Cada paciente deve saber como usar um quadrado de punnet e desenhar o quadrado de punnet como um jogo para demonstrar compreensão. Cada participante também foi encorajado a desenhar o pedigree da sua família para melhorar ainda mais a aprendizagem.

### 4.3.11 Transplante de células estaminais

Com base em literaturas e estudos anteriores realizados para o tratamento da DF, acredita-se que a única cura disponível para a DF é o transplante de células estaminais (SCT), que substitui a medula óssea do hospedeiro por células estaminais com genótipo de globina normal (Makani *et al.*, 2013). Desde o primeiro transplante bem-sucedido relatado em 1984 (Johnson *et al.*, 1984), tem havido uma redução significativa dos riscos devidos ao SCT e um sucesso crescente, com os melhores resultados, de até 85% de sobrevivência livre de eventos, ocorrendo com dadores irmãos compatíveis com HLA e transplante no início do curso da doença antes da ocorrência de danos nos órgãos terminais (Walters *et al.*, 2000). Uma das limitações do SCT é a disponibilidade de dadores irmãos (Krishnamurti *et al.*, 2003), pelo que tem havido tentativas para melhorar a sobrevivência de dadores de células estaminais não aparentados (Woodard *et al.*, 2002 e Adamkiewicz *et al.*, 2004). A segunda limitação do SCT é o facto de esta linha de tratamento exigir enormes recursos, tornando-se cada vez mais difícil para os médicos de transplantação que trabalham no mundo em desenvolvimento conciliar a diferença entre o que é possível e o que está disponível. Além disso, é mais difícil de abordar porque a evolução clínica da DF é extremamente heterogénea. Apesar do conhecimento de vários factores genéticos e ambientais conhecidos por alterarem a gravidade da doença, continua a ser difícil identificar com precisão as crianças com risco de doença grave antes de ocorrerem danos extensos. Até que estejam disponíveis tempos de cura definitiva e de baixo risco, a pedra angular do tratamento da MSC é a prevenção da mortalidade precoce, a prevenção da lesão de órgãos terminais e a melhoria da qualidade de vida.

### 4.3.12 Papel dos programas de controlo

Do ponto de vista da saúde pública, a política de abordagem do controlo da SCD nos programas nacionais de saúde tem de funcionar no contexto de países com recursos limitados na área da saúde. Embora esteja em curso um debate sobre se os cuidados para a DF devem ser integrados nos serviços de saúde existentes ou se deve haver programas separados específicos para a DF, a OMS (1994) recomenda que, para os países onde a taxa de nascimentos de bebés afectados é superior a 0,5 por 1.000 nascimentos, devem desenvolver programas separados para estas condições. Recomenda-se que os países com uma elevada prevalência de SCD comecem a planear medidas de controlo eficazes. Neste contexto, o controlo da SCD engloba dois elementos: prestar os melhores cuidados possíveis aos indivíduos afectados e prevenir o nascimento de indivíduos afectados.

No que respeita à prestação dos melhores cuidados possíveis, as opções que se seguem, em função dos recursos disponíveis, foram recomendadas por Weatherall *et al.* (2006).

- Opção 1: os melhores cuidados possíveis ao doente com a utilização de penicilina profiláctica após o diagnóstico, juntamente com aconselhamento genético retrospetivo. □
- Opção dois: os melhores cuidados possíveis com os doentes, juntamente com um programa de rastreio neonatal e a utilização de penicilina para todos os bebés homozigóticos, juntamente com o rastreio retrospetivo e o aconselhamento. □
- Opção três: os melhores cuidados possíveis aos doentes, juntamente com o rastreio dos recém-nascidos e a utilização de penicilina profiláctica desde o nascimento para os homozigotos, juntamente com o rastreio da população e o aconselhamento genético prospetivo. □
- Opção quatro: opção três, mais a disponibilidade de diagnóstico pré-natal, transplante de medula óssea, ou ambos.

### 4.3.13 Melhorar a qualidade de vida através da gestão da doença coronária

Para além dos cuidados e da atenção médica, é importante que os doentes tribais também cuidem bem de si próprios em casa. É também muito importante que os doentes ou as famílias e os prestadores de cuidados sigam as instruções dadas pelos seus médicos. O estilo de vida positivo contribuirá certamente para a melhoria da qualidade de vida (Bloom, 1995). O paciente deve ter uma dieta composta de frutas e verduras ricas em vitaminas e ferros, pois o corpo das crianças e dos adolescentes precisa de mais exigências para produzir novas hemácias (Bloom, 1995). A dieta também deve incluir vitamina E, devido à sua função benéfica na proteção das membranas dos glóbulos vermelhos, e ainda ácido fólico e vitamina B12 como prevenção da doença arterial coronária (Shukla *et al.*, 2000). São necessários líquidos adequados devido à elevada concentração de HbS e quanto maior for a concentração das moléculas de hemoglobina, mais próximas estarão umas das outras e mais susceptíveis de entrar em contacto. Todos os líquidos claros são benéficos, como água, leite, sumos de fruta e refrigerantes. Também é importante beber o máximo possível diariamente, sendo recomendada uma grande quantidade de ingestão de líquidos, especialmente se houver febre ou episódios dolorosos (Bloom, 1995). O objetivo básico da fluidoterapia é a correção dos défices de fluidos e electrólitos e a manutenção de uma concentração normal de electrólitos no soro. No caso das crianças, a ingestão de líquidos baseia-se no seu peso e, no caso dos adultos, a recomendação é de 3 L/dia se o estado cardíaco for normal (Reid *et al.*, 1995). Uma vez que os doentes tribais têm um contexto socioeconómico pobre, não podem comprar alimentos dietéticos, pelo que o governo e as ONG devem fornecer-lhes suplementos como comprimidos de vitaminas, nutrição, antibióticos de ácido fólico e comprimidos de ferro.

**4.4 Sugestões**

Mais investigação sobre os conhecimentos gerais do público acerca desta doença ajudará a determinar as áreas em que é necessária mais educação sobre a DF. A literatura revista tem-se centrado na genética biológica desta doença, mas não há muita investigação que tenha abordado especificamente a sensibilização para esta doença em todas as populações. São necessários mais estudos para avaliar a eficácia das campanhas de intervenção dos media para aumentar a sensibilização para a doença falciforme. É importante avaliar qual a fonte de media mais eficaz para aumentar a consciencialização do público sobre esta doença. Vivemos numa era tecnológica em que o Facebook, o Twitter, o MySpace, os anúncios na televisão/rádio pública, a publicidade na Internet e os porta-vozes das celebridades fazem atualmente parte das estratégias de marketing utilizadas para informar o público em geral sobre uma doença ou um produto de saúde. Se esta mesma abordagem fosse utilizada para aumentar a consciencialização do público, mais pessoas seriam informadas sobre a SCD, bem como sobre o seu estatuto de portador.

O programa de educação para a saúde pode ser iniciado nas escolas, uma vez que os resultados sugerem que as matrículas escolares melhoraram nesta população tribal de alto risco. Podemos melhorar os conhecimentos sobre esta doença entre os estudantes. Isto ajudará a reconhecer os primeiros sinais de problemas, como febre ou dores no peito, e a procurar tratamento precoce. Como eles são os futuros pais, este conhecimento irá alterar a sua atitude e comportamento relativamente a esta doença, o que ajudará a reduzir o número de nascimentos de crianças com SCD. Os centros e clínicas de células falciformes podem fornecer informações e aconselhamento para ajudar os pais a lidar com o stress de enfrentar esta doença crónica grave. As crianças em idade escolar devem participar em actividades de educação física. Os professores na escola devem permitir que as crianças com DF descansem se estiverem cansadas e que bebam líquidos após o exercício. Sem diagnóstico e cuidados abrangentes, as crianças sofrem de problemas médicos incapacitantes que levam à falta de educação, de oportunidades de emprego e de integração na sociedade.

Outro fator que pode ajudar a resolver esta questão é colocar uma figura pública na linha da frente da SCD. Idealmente, ele ou ela poderia ajudar a iniciar um movimento de sensibilização para a doença. É mais do que provável que a figura pública gere fundos adicionais para a investigação, o tratamento e mesmo a cura da doença. O interesse público aumentaria a formação médica sobre esta doença em particular e ajudaria a eliminar atitudes e noções preconcebidas sobre esta doença. Com mais educação e formação, os doentes poderão receber os melhores cuidados e poderão ser criados mais centros para tratar especificamente esta doença em comunidades de alto risco.

Verificou-se um aumento dos casamentos inter-raciais entre a geração do milénio, com idades compreendidas entre os 18 e os 29 anos. A investigação mostra que 85% da geração do milénio aceita casamentos inter-raciais e mais pessoas deste grupo etário estão a produzir uma nova geração de crianças multi-raciais (Chen, 2010). Uma vez que os casamentos inter-raciais são uma tendência crescente, surge a necessidade de mais investigação sobre os casamentos inter-raciais e a sua correlação com a SCD. Uma vez que esta doença será em breve um problema para todas as raças, é importante que todas as etnias estejam informadas sobre esta doença e os efeitos que a SCD causa no corpo humano.

Por outro lado, com o aumento da SCD na nossa sociedade, os cuidados de saúde tornar-se-ão uma questão fundamental. Um indivíduo com esta doença sofre de problemas de saúde crónicos ao longo da sua vida. Por conseguinte, é imperativo que o tratamento seja acessível ao público, independentemente da raça, religião, género e orientação sexual. Com um possível afluxo de tratamento urgente para as pessoas com SCD, será necessário criar mais centros médicos de SCD. A sensibilização para a doença nas nossas comunidades, juntamente com a intervenção do governo no sentido de pôr em prática um plano para cobrir as despesas médicas da doença, ajudará a encontrar uma cura para eliminar a doença em todo o mundo. Além disso, deve ser estudado o financiamento federal da investigação sobre a doença.

Outro ponto importante é a escassez de dotações orçamentais nos orçamentos nacionais da saúde e de contribuições das principais agências internacionais de saúde e organizações de financiamento. Mais uma vez, é necessário aconselhar firmemente os governos sobre os encargos para a saúde que serão causados pela SCD. No futuro, é vital que sejam recolhidos melhores dados económicos e de saúde. É desnecessário mencionar que o envolvimento político será igualmente importante para o êxito da execução do programa. Embora a intervenção terapêutica, como a administração de hidroxiureia tanto a adultos como a crianças, tenha reduzido a taxa de crises de vaso-oclusão (COV) e a síndrome torácica aguda, o transplante alogénico de medula óssea é a única cura disponível para um número muito limitado de doentes.

### 4.4.1 Necessidade da hora

É essencial um acompanhamento rigoroso para alcançar os resultados desejados no aconselhamento. Ao envolver profissionais do sector dos cuidados de saúde, analistas de ONG e de SIG e pessoas afectadas pela DF, os membros das suas famílias, estendendo-se também aos decisores políticos e aos prestadores de cuidados de saúde em geral, bem como aos membros da comunidade interessados, é necessária uma equipa que estimule a ação colectiva para a mudança. Essa associação deve determinar, a uma só voz, uma maior visibilidade da doença genética na política e nos programas nacionais, de modo a que seja cumprido o direito das pessoas com SCD a aceder aos cuidados e a viver uma vida com dignidade. Os sistemas de cuidados de saúde primários baseados na comunidade devem estar ligados a níveis especializados para otimizar a qualidade dos cuidados, em função das necessidades do doente e da disponibilidade de recursos. A abordagem holística da sensibilização e do aconselhamento está representada na Figura 16.

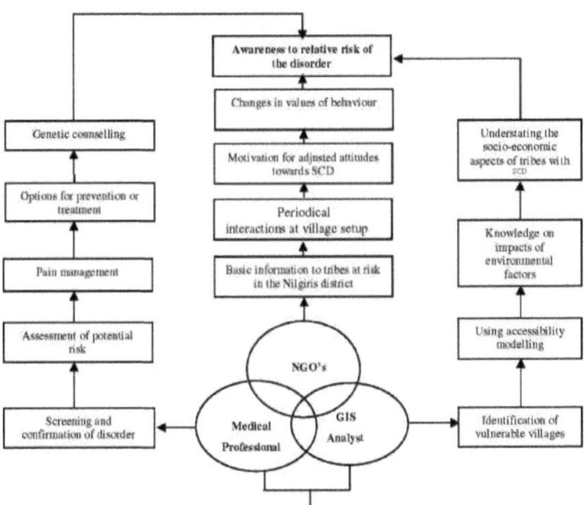



**Figura 16. Representação diagramática do possível efeito dos programas de sensibilização baseados nas aldeias para as tribos com SCD**

## 4.5 Desafios futuros

As tribos do distrito de Nilgiri estão distribuídas de forma desigual na população, reflectindo a sua complexa genética populacional, pelo que a verdadeira magnitude do fardo da SCD é ainda desconhecida. Uma vez que o estudo mostra 2867 tribos com SCD e à medida que um número ainda maior de tribos é sujeito a rastreio, o número de SCD pode aumentar. Depois de analisar grande parte da literatura sobre este assunto, conclui-se que existe uma grande necessidade de educação sobre esta doença, o que exige mais investigação para analisar a sensibilização para a doença entre as várias populações étnicas tribais. A escassez de investigação sobre a DF ilustra o facto de a nossa sociedade não encarar a DF como uma doença grave. Atualmente, a atenção da nossa sociedade está centrada nas doenças do sangue não hereditárias, por exemplo, o VIH/SIDA, a hipertensão e o cancro. Sem sensibilização e sem um clamor público por uma cura e mais financiamento, a DF continuará a ser um assassino silencioso de jovens homens e mulheres tribais de todo o distrito. A situação pode ser melhorada se os Estados Membros se comprometerem a integrar a prevenção e o controlo da doença nos planos nacionais de saúde e a criar um ambiente propício para que as várias partes interessadas contribuam para a redução da prevalência, morbilidade e mortalidade da doença. O prognóstico do tratamento das crises de dor está a aumentar a idade esperada de vida para meados dos 40 e 50 anos, no entanto, a maioria dos doentes continua a sofrer devido à inadequação do tratamento da dor.

O mapa da distribuição das estimativas regionais da hemoglobina falciforme com AS e SS precisos entre as tribos representa a melhor forma de avaliar de forma fiável a situação da SCD nos Nilgiris. Utilizando os dados existentes sobre a SCD, combinados com métodos de mapeamento e modelação, o objetivo era não só atualizar as estimativas anteriores, mas também ter em conta a impressionante variação geográfica, tanto na disponibilidade de dados de inquéritos como na frequência da HbS entre e dentro das populações, e avaliar a fiabilidade das nossas estimativas.

A curto prazo, o aperfeiçoamento das indicações para o acesso a tratamentos reconhecidamente eficazes é uma prioridade importante. Ao mesmo tempo, as novas terapias que visam mecanismos específicos de indução da HbF, disfunção endotelial, controlo da dor, lesões de órgãos e terapia genética estão a ser objeto de intensa investigação. Um bom ponto de partida seria a recolha de dados mais pormenorizados e actualizados sobre as frequências esperadas de nascimentos entre as tribos e os resultados da SCD nas regiões de Nilgiri, a uma escala que seja significativa para os responsáveis pelo planeamento da saúde. Além disso, são também necessárias estimativas dos custos e benefícios económicos da melhoria dos cuidados para tomar decisões no sentido da melhoria da saúde. Esses dados serão mais influentes se os utilizadores finais estiverem envolvidos. Simultaneamente, é necessário melhorar a defesa da SCD a todos os níveis, incluindo uma maior educação sobre a SCD nas escolas das comunidades afectadas. Por último, o desenvolvimento de métodos baratos e fiáveis para o diagnóstico da DF, semelhantes aos desenvolvidos para outras doenças da pobreza, como o VIH e a malária, poderia ser transformador a muitos níveis diferentes.

## 4.6 Recomendações

1. Deve ser feito um estudo atualizado da prevalência da SCD em todas as outras aldeias de Nilgiris. A informação gerada deve ser utilizada como base para o planeamento de um programa de gestão de intervenção abrangente para a SCD nos Nilgiris.

2. Devem ser realizados programas de sensibilização para o rastreio das crianças tribais que apresentam um risco elevado da doença observada no presente estudo, a fim de evitar que o gene seja transportado para a geração seguinte.

3. A prevalência da doença falciforme e do traço falciforme foi maior em Irulas e Kurumbas nas regiões leste e oeste do distrito, portanto, a atenção médica deve ser realizada visando a triagem dessas populações.

4. Os cuidados prestados aos jovens tribais em transição entre os serviços pediátricos e os serviços para adultos devem ser planeados e geridos de acordo com as orientações de boas práticas descritas em Transition: getting it right for young people (www.gov.uk/dh).

5. Os resultados mostram que as principais tribos residem em zonas geograficamente inacessíveis e remotas do distrito, pelo que é necessário melhorar a sua acessibilidade física através da melhoria dos meios de transporte. Além disso, são necessários centros dedicados para assegurar serviços adequados às aldeias vulneráveis identificadas e às comunidades tribais para o SCD no distrito de Nilgiri. Utilizando os resultados da análise espacial, ou seja, a rede rodoviária, pode ser utilizada uma abordagem prática para avaliar as medidas de acessibilidade.

6. Os serviços de rastreio da doença coronária acima referidos devem ser complementados pela criação de

programas de rastreio no hospital distrital para crianças detectadas com a doença. É importante que sejam estabelecidos programas abrangentes de cuidados de saúde clínicos e de aconselhamento nos hospitais distritais para a gestão de doentes com SS e para o aconselhamento das famílias das crianças detectadas com esta doença, respetivamente.

7. Os programas de rastreio genético devem ser implementados tendo em conta a sensibilidade das necessidades dos grupos rastreados e a inclusão desses grupos no planeamento dos programas de rastreio, de modo a enquadrar o diagnóstico e a compreender a doença genética em relação a questões de raça, etnia e género.

8. As mulheres grávidas com traço e doença devem ser aconselhadas regularmente, a fim de verificar se estão sob stress hipóxico durante condições climáticas severas.

9. Deve também ser incentivado o rastreio pré-matrimonial dos adultos, especialmente em zonas com elevada prevalência de SCD.

10. O programa de controlo da SCD deve ser implementado o mais cedo possível através de programas de saúde e o governo deve fornecer conhecimentos técnicos especializados como cuidados terciários.

11. Criação de bancos de sangue nas aldeias para ajudar os casos de SCD quando os doentes estão em crise e para transfusões de sangue.

12. O conceito de monitorização comunitária pode ser experimentado numa perspetiva diferente, assegurando tecnicamente o desenvolvimento da qualidade de vida dos doentes com SCD. Poderia ser criada uma equipa de monitorização a nível comunitário, composta por pessoas tribais locais. Os membros da equipa devem ser formados por funcionários dos serviços e peritos profissionais para monitorizar os doentes tribais. Isto assegurará o acompanhamento do estado de gravidade da doença entre as crianças, os adolescentes e as mulheres.

13. Dado o elevado nível de analfabetismo da população tribal em geral, a criação de escolas e de outros estabelecimentos de ensino superior nas zonas tribais pode contribuir para o desenvolvimento dos recursos humanos tribais e da mão de obra qualificada, o que poderá melhorar a sua situação económica. Além disso, deve ser dada a devida importância à educação das mulheres, a fim de aumentar a taxa de alfabetização e o nível de escolaridade das tribos a par dos seus homólogos masculinos, e das tribos em geral, para minimizar as disparidades entre os níveis de educação tribais e não tribais.

14. É também urgente tomar medidas cruciais para controlar as elevadas taxas de abandono escolar das crianças tribais em vários graus de ensino. Isto pode aumentar a sua alfabetização e os seus resultados escolares, bem como ajudar a reduzir as disparidades educativas e socioeconómicas entre as tribos. Para o efeito, é necessário que o ensino seja gratuito e que a população tribal disponha de alojamento e de alimentação.

15. Uma vez que os doentes tribais com SCD são altamente anémicos, é necessário monitorizar a ingestão de alimentos ricos em nutrientes adequados e também fornecer os suplementos necessários. A fim de melhorar a qualidade de vida das comunidades tribais, é necessário um acompanhamento adequado para aumentar o nível geral de nutrição e de anemia das populações tribais.

16. Os factores que desencadeiam a falcização podem ser evitados, que são
    1. Exposições a frio          .
    2. Falta de oxigénio.
    3. Falta de líquidos no organismo (desidratação)
    4. Exercício difícil.
    5. Temperatura elevada (febre).
    6. Infeção.

17. Uma vez que esta doença será em breve um problema para todas as raças, é importante que todas as etnias estejam informadas sobre esta doença e os efeitos que a anemia falciforme tem no sistema do corpo humano.

18. Os povos tribais devem perceber que a anemia falciforme não é um problema médico, mas sim um problema deles, por isso a ênfase exclusiva na participação da comunidade nas medidas preventivas. No processo de participação da comunidade, a língua específica, a cultura, os costumes, a tradição oral e as crenças do povo tribal são muito importantes e devem ser os pontos focais para o desenvolvimento de uma estratégia de prevenção desta doença.

19. É importante salientar a sensibilização através de meios de comunicação como o Twitter e o Facebook, televisão, WhatsApp, envolvimento de celebridades para sensibilizar o público para esta doença. Se esta mesma abordagem fosse utilizada para aumentar a consciencialização do público, mais pessoas seriam informadas sobre a anemia falciforme, bem como sobre o seu estatuto de portador. Outro fator que pode ajudar a resolver esta questão é colocar uma figura pública na linha da frente da anemia falciforme. Com mais educação e formação, os doentes poderão receber os melhores cuidados e poderão ser construídos mais centros para tratar especificamente esta doença em comunidades e áreas de alto risco.

Adamkiewicz TV, Mehta PS, Boyer MW, 2004. Transplante de células sanguíneas placentárias não aparentadas em crianças com doença falciforme de alto risco. Bone Marrow Transplantation, 34(5):405-411.

Adams RJ, McKie VC, Hsu L, 1998. Prevenção de um primeiro AVC através de transfusões em crianças com anemia falciforme e resultados anormais na ultrassonografia transcraniana com Doppler. The New England Journal of Medicine, 339 (1):5-11.

Al-Awamy BH, Niazi GA, El-Mouzan MI, AlTorki MT e Naeem MA, 1986. Rastreio neonatal da hemoglobinopatia falciforme e de outras doenças eritrocíticas hereditárias na província oriental da Arábia Saudita. Saudi Medical Journal, 7: 502-509.

Al-Hawsawi ZM, Ismail GA, 2001. Crise aguda de sequestro esplénico em crianças com doença falciforme. Saudi Medical Journal, 22(12):1076-1079.

Instituto de Ciências Médicas da Índia (AIIMS) 1990. O 54th Relatório Anual. New Delhi.

Allen S, 2005. Understanding sickle cell anaemia. The pharmaceutical journal, 275:25-28.

Allison AC, 1954a. Proteção conferida pelo traço falciforme contra a infeção subterciária. British Medical Journal, 6(4857): 290-294.

Allison AC, 1954b. The distribution of the sickle cell trait in East Africa and elsewhere, and its apparent relationship to the incidence of subtertian malaria. *Transactions of the Royal Society of Tropical Medicine and Hygiene,* 48:312 -318.

Alwan A, Modell B, 2003. Recomendações para a introdução de serviços de genética nos países em desenvolvimento. Nature Reviews Genetics, 4 (1): 61-68.

Ambedkar, SS, Phadke M.A, Mokashi, GD, Bankar MP, Khedkar VA, Venkat V e Basutkar DG, 2001. Pattern of haemoglobinopathies in Western Maharashtra. Indian *Pediatrics,* 38:530-534.

Anand SS, Yusuf S, Jacobs R, Davis AD e Yio, 2001. Risk factors, atherosclerosis, and cardiovascular disease among aboriginal people in Canada: The Study of Health Assessment and Risk Evaluation in Aboriginal Peoples (SHAREAP). Lancet, 358(9288): 1147-1153.

Angastiniotis M, Modell B, Englezos P e Boulyzhenkov V, 1995. Prevention and control of haemoglobinopathies. *BulletinoftheWorld Health Organization,* 73 (3): 375-386.

Anónimo, 2005. Livro de resumos alargados (Biologia geral, início da história de vida e conservação-comércio). 5th Simpósio Internacional sobre o Esturjão, Ramsar, Irão, 9-13 de maio, X, Pp. 151-328.

Antonarakis SE, Boehm CD, Serjeant GR, Theisen CE, Dover GJ e Kazazian HH, 1984. Origem do gene da globina beta falciforme em negros: a contribuição de mutação recorrente ou conversão de genes ou ambos. Proceedings of the *National Academy* of SciencesUSA, 81(3):853-6.

Relatório de reconciliação de áreas 2012-2013. Distrito de Nilgiri, Tamil Nadu.

Armeli C, Robbins SJ e Eunup D, 2005. Comparação do conhecimento da 0-talassemia em amostras de italianos, ítalo-americanos e não-italianos americanos. Journal of Genetic Counseling, 14 (950): 1123-1125.

Balgir RS e Sharma SK, 1988. Distribution of sickle cell hemoglobin in India (Distribuição da hemoglobina falciforme na Índia). Indian Journal Hematology, 6:1-14.

Balgir RS, 1996a. Epidemiologia genética das três hemoglobinas anormais predominantes na Índia.
*Journal of the Association of PhysiciansofIndia,* 44 (1): 25-28.

Balgir RS, 2000a. The burden of haemoglobinopathies in India and the challenges ahead (O peso das hemoglobinopatias na Índia e os desafios futuros). Current Science, 79(11):1536-1547.

Balgir RS, 2000b. Human genetics, health and tribal development in Orissa (Genética humana, saúde e desenvolvimento tribal em Orissa). In: Environment, Health and Development: Anthropological Perspective. Dash Sharma P. Ed. Ranchi: SC Roy Institute of Anthropological Studies, Pp. 87-104.

Balgir RS, 2001. Genetic epidemiology of the sickle cell anemia in India (Epidemiologia genética da anemia falciforme na Índia). The *Indian Practitioner,* 54: 771-776.

Balgir RS, 2004a. Dimensões da saúde tribal rural, estado nutricional da tribo Kondh e bem-estar tribal em Orissa: uma abordagem biotecnológica. Actas da Conferência Nacional patrocinada pela UGC sobre Saúde e Nutrição Humanas: A Biotechnological Approach (Lead Lecture), 12-13 de dezembro de 2004. Thane, Pp. 47-57.

Ballas SK, 1998. Dor das células falciformes. Progress in pain research and management, Vol. II. Seattle (WA): IASP Press.

Ballas SK, 2005. Pain management of sickle cell disease. Hematology Oncology Clinics of North America, 19(5):785- 802.

Bambra C, Gibson M, Sowden A, Wright K, Whitehead M, Petticrew M, 2010. Tackling the wider social determinants of health and health inequalities: Evidence from systematic reviews. Journal of Epidemiology and Community Health, 64(4):284- 291.

Bardhan B, 1973. The Tribal Problem in India, Communist Party of India Publications, New Delhi, 16 - 17.

Barrett DH, Wisotzek IE, Abel GG, Rouleau JL, Platt AF, Pollard WE, 1988. Assessment of psychosocial functioning of patients with sickle cell disease (Avaliação do funcionamento psicossocial de pacientes com doença falciforme). Southern Medical Journal, 81(6): 745-750.

Basu SK, 1993a. Study on fertility and mortality trends among the tribal population of India -A review. Monografia ICSSR, Nova Deli.

Basu SK, 1993b. Health status of tribal women in India (Estado de saúde das mulheres tribais na Índia). Social Change, 23 (4):19-39.

Basu SK, 1994a. Tribal Health in India (Saúde Tribal na Índia). Delhi, Manak Publications Pvt Ltd.

Basu SK, 2000. Dimensions of Tribal Health in India (Dimensões da Saúde Tribal na Índia). Health Issues Perspectives and Issues, 23 (2): 61-70.

Beteille A, 1998. O património indiano - uma perspetiva sociológica. Em The Indian human heritage (eds. D. Balasubramian e N. Appaji Rao), 87-94. University Press, Hyderabad, Índia.

Bhasin MK, Walter H e Danker-Hopfe H, 1994. Deficiência de glucose-6-fosfato desidrogenase e hemoglobinas anormais (S e E) na população da Índia. Jornal de Ecologia Humana, 3: 131-159

Bhatia HM e Rao VR, 1987. Genetic Atlas of the Indian Tribes (Atlas Genético das Tribos Indianas). Publicado pelo Instituto de Imunohematologia, (ICMR), Bombaim, Índia.

Bloom M, 1995. Understanding sickle cell disease. Jackson, MS: University Press of Mississippi.

Bond Huie SA, 2001.The Concept of Neighborhood in Health and Mortality Research (O conceito de bairro na investigação sobre saúde e mortalidade). Sociological Spectrum, 21(3):341-358.

Bose, Kaushik, FalguniChakraborty, SamiranBisai, ArginaKhatun e HironmoyBauri. 2006. Índice de massa corporal e estado nutricional de Savartribals adultos do distrito de Keonjhar, Orissa, Índia. Jornal de Saúde Pública da Ásia-Pacífico, 18 (3): 3-7.

Bramley D, Hebert P, Jackson R e Chassin M, 2004. Indigenous disparities in disease specific mortality, a cross-country comparison: New Zealand, Australia, Canada, and the United States. *New Zealand Medical Journal,* 117(1207):U1215.

Brawley OW, Cornelius LJ, Edwards LR, Gamble VN, Green BL, Inturrisi C, 2008. National Institutes of Health Consensus Development Conference statement: hydroxyurea treatment for sickle cell disease. *AnnalsofInternal Medicine,* 148 (12):932- 938.

Buchi EC, 1955. Será que a doença é uma caraterística Weddid? The Anthropologist, 1:25-29.

Buchi EC, 1959. Blut, Geschmack, und Farbensinnbei den Kurumba (Nilgiri, Sudlndien). Arch Jullus Klaus-Stiftung, 34:310-316.

Carlson J, Nash GB, Gabutti V, Al-Yaman F e Wahlgren M, 1994. Proteção natural contra a malária grave causada por Plasmodium falciparum devido a uma formação deficiente de rosetas. Sangue, 84(11):3909-3914.

Carolyn S e Harphan T, 1992. The Measurement of Health in Household Environmental Studies in Urban Areas of Developing Countries: Factors to be considered in the Design of Surveys. Programa de Saúde Urbana. London: Escola de Higiene e Medicina Tropical de Londres.

Carr DB, White D e MacEachren AM, 2005. Conditioned Choropleth Maps and Hypothesis Generation. Annals of the Association of American Geographers, 95 (1):32-53.

Cassel J, 1976. The contribution of the social environment to host resistance American Journal of Epidemiology, 104(2): 107123.

Catarina, 2009. Infeção na doença falciforme: Uma revisão. Sociedade Internacional de Doenças Infecciosas. Publicado por Elsevier Inc. Catherine Booth Baba Inusa Stephen K. Obaro, 14(1):662-667.

Censo da Índia, 2011. Gabinete do Conservador-Geral e Comissário dos Censos, Ministério dos Assuntos Internos, Governo da Índia, Nova Deli.

Champion HG, 1936. A preliminary survey of the forest types of India and Burma.Registos Florestais Indianos (s.n.) Silva. X (I).

Chandler WB, 1988. The jewel in the lotus: the Ethiopian presence in the Indus valley civilization. African presence in early Asia (eds. Sertme IV e Rashidi R), 80-105.Brunswick: NJ Transaction.

Charache S, Terrin ML, Moore RD, 1995. Effect of hydroxyurea on the frequency of painful crises in sickle cell anemia. Investigadores do Multicenter Study of Hydroxyurea in Sickle Cell Anemia. New England Journal of Medicine, 332(20):1317-1322.

Chattopadhyaya KD, 1978, Tribalism in India, Nova Deli, Vikas publishing house private limited.

Chen S, 2010. Namoro inter-racial em alta, diz estudo. CNN, América. (http://www.cnn.com/2010/LIVING/06/04/pew.interracial.m arriage/)

Chhotray GP, 2003. Health status of primitive tribes of Orissa (Estado de saúde das tribos primitivas de Orissa). Boletim do ICMR, ISSN 0377-4910, 33(10).

Clarke C, Clare R, 1981. Anameia falciforme: Um desafio para a educação para a saúde. Health Education Journal, 40(2): 50-52.

Clarke KC, McLafferty SL e Tempalski BJ, 1996. On epidemiology and geographic information systems: a review and discussion of future directions. Emerging Infectious Diseases, 2(2):85-92.

Cordaux R, NilmaniSaha, Gillian R, Bentley, Robert Aunger, Sirajuddin SM e Mark Stoneking, 2003. Mitochondrial DNA analysis reveals diverse histories of tribal populations from India (Análise do ADN mitocondrial revela diversas histórias de populações tribais da Índia). European Journal of Human Genetics, 11(3): 253-264.

Dale HL, Williams J, Donahue P, 2005. Questões éticas nos testes genéticos. Journal of

76

Midwifery and Women's Health, 50 (3): 234-240.

Das SK, Mukherjee BN e Malhotra KC, Majumder PP, 1977. A note on ESD polymorphism in some Indian populations. Human Hereditary, 27(6):393-395.

Dirren H, Logman MHGM, Barclay DV, Freire WB, 1994. Correção da hemoglobina em função da altitude. *European JournalofClinical Nutrition,* 48(9):625-632.

Dix HM, CRNA e MSNA, 2001.New advances in the treatment of sickle cell disease: focus on perioperative significance. Jornal da Associação Americana de Enfermeiros Anestesistas, 69 (4):281-286.

Donnell OO, 2007. Access to health care in developing countries: breaking down demand side barriers. Cad. SaudePublica, Rio de Janeiro, 23(12):2820-2834.

Dunlop RJ, Bennett KC, 2006. Pain management for sickle cell disease, Cochrane Database of Systematic Reviews, 2, Article ID CD003350.

Eaton ML, Haye JS, Armstrong FD, Pegelow CH, Thomas M, 1995. Hospitalizações por episódios dolorosos: associação com absentismo escolar e desempenho académico em crianças e adolescentes com anemia falciforme. Issues in Comprehensive Pediatric Nursing, 18(1): 1-9.

Eissen E, Effene D, Sabitu K, 1997. Community loan funds and transport services for obstetric emergencies in Northern Nigeria (Fundos de empréstimos comunitários e serviços de transporte para emergências obstétricas no norte da Nigéria). *International Journal of* Gynecology and *Obstetrics,* 59 Suppl 2:S48.

El Mouzan MI, al Awamy BH, Al Torki MT, Niazi GA, 1989. Variability of sickle cell disease in the Eastern Province of Saudi Arabia (Variabilidade da doença falciforme na província oriental da Arábia Saudita). Journal of *Pediatrics,* 114(6):973-6.

El-Hazmi MAF, Al-Swailem AR, Jabbar FA, Al-Faleh FZ e Warsy AS, 1990. Effect of thalassaemia, G-6-PD deficiency and Hb F on the nature of sickle cell disease in south-western Saudi Arabia. Tropical and geographical *medicine,* 42(3): 241-247.

Eltzschig HK e Carmeliet P, 2011. Hypoxia and inflammation (Hipóxia e inflamação). New England Journal of Medicine, 364(7):656-665.

Emond AM, Collis R, Darvill D, 1985. Sequestro esplénico agudo na doença falciforme homozigótica: história natural e tratamento. Journal of Pediatrics, 107 (2): 201-206.

Escobar AL, Coimbra CEJ, Camacho LA e Portela MC, 2001. Tuberculose entre populações indígenas de Rondônia, Amazônia, Brasil. Cad. SaudePublica, Rio de Janeiro, 17(2):285-298.

Faizi S e Ravichandran M, 2008. Biodiversity and land reforms: a neglected linkage (Biodiversidade e reformas agrárias: uma ligação negligenciada). Biodiversity Conservation, 17:2817-2819.

Faresjo T, 1992. Social environment and heath-A social epidemiological frame of reference. Scandinavian Journal of Primary Health Care, 10(2):105-110.

Finger C, 2003. Assistência à saúde em populações indígenas: O Parque Indígena do Xingu. Lancet, 362 Edição Especial: S38-S39.

Flavell RA, Kooter JM e De Boer E, 1978. Análise dos loci do gene da beta-delta-globina em ADN normal e HbLepore: determinação direta da ligação genética e da distância intergénica. Cell, 15(1): 25-41.

Frank JW, Moore RS e Ames GM, 2000. Historical and cultural roots of drinking problems among American Indians. American Journal of Public Health, 90(3): 344-351.

Frempong T, Pearson HA, 2007. O rastreio neonatal associado a um acompanhamento abrangente reduziu a mortalidade precoce da doença falciforme em Connecticut. Connecticut Medicine, 71(1): 912.

Friedman MJ, 1978. Erythrocytic mechanism of sickle cell resistance to malariaProceedings of the *National Academy* of Sciences *of* USA, 75(4):1994-1997.

Furrow RE, Christiansen FB e Feldman MW, 2011. Environmentsensitive epigenetics and the heritability of complex diseases (Epigenética sensível ao ambiente e hereditariedade de doenças complexas). Genetics, 189(4):1377-1387.

Gaiser J, 1984. Smoking among Maoris and other minorities in New Zealand (Fumar entre os Maoris e outras minorias na Nova Zelândia). World Smoking Health, primavera, 9(1):7-9, 18.

Gaston MH, Verter JI, Woods G, Pegelow C, Kelleher J, Presbury G, Zarkowsky H, Vichinsky E, Iyer R, Lobel JS, 1986. Prophylaxis with oral penicillin in children with sickle cell anemia. New England Journal of Medicine, 314(25): 15931599.

Ghai OP, 2000. Essential pediatrics: Nova Deli, Iter print, 5ª Edição, Pp.100.

Ghosh AK, 1973. ABO blood groups and PTC taste sensitivity among the Kota of the Nilgiri Hills. Human Heredity, 23(1):78-82.

Ghosh AK, Kirk RL, Joshi SR e Bhatia M, 1977. A population genetic study of the Kota in the Nilgiri Hills, South India. Human Heredity, 27(4):225-241.

Gorakshakar AC, 2006. Epidemiology of Sickle Haemoglobin in India (Epidemiologia da hemoglobina falciforme na Índia). Procedimentos do Simpósio Nacional sobre Saúde Tribal, 103-108.

Governo da Índia. 1989. Relatório do Grupo de Trabalho sobre o Desenvolvimento e o Bem-Estar das Tribos Registadas durante o Oitavo Plano Quinquenal. New Delhi.

Graham AJ, Atkinson PM e Danson FM, 2004. Spatial analysis for epidemiology (Análise espacial para epidemiologia). ActaTropica, 91(3):219-225.

Griffin MF, 1997. Improving sickle cell disease newborn notification and follow-up services in North Texas.

Guha BS, 1931. Racial affinities of the people of India (Afinidades raciais da população da Índia). Censo da Índia, Relatório, vol. I, pt. III A, Simla, Govt. of India Press.

Gupta RB, Tiwary RS, Pande PL, Kutlar F, Oner R e Huisman THJ, 1991. Haemoglobinopathies among the Gond tribal groups of Central India: interaction of a- and a- thalassemia with a-chain variance. Haemoglobin, 15(5): 441-458.

Gustafson S, Getting A, Morse W, Krishnamurti M, Lakshmanan M, 2007. Health belief among African American women regarding genetic testing and counseling of sickle cell disease. Journal of the American College of Medical Genetics, 9(5): 303-310.

Hahn E e Gillespie EB, 1927. Anemia falciforme. Relato de um caso muito melhorado por esplenectomia. Estudo experimental da formação de células falciformes. Archives of Internal Medicine, 39(2): 233-254.

Política de saúde, 2003. Saúde e bem-estar da família, Governo de Tamil Nadu. Diretor de Projeto, Projeto de Sistemas de Saúde de Tamil Nadu, Chennai.

Herrick JB, 1910. Peculiares glóbulos vermelhos alongados e em forma de foice num caso de anemia grave. Archives of Internal Medicine, 6(5):517-521.

Programa de desenvolvimento das zonas montanhosas (HADP), 2015. "Perfil do distrito de Nilgiris", distrito de Nilgiris.

Hill SA, 1994. Managing Sickle Cell Disease in Low-Income Families (Gerir a doença falciforme em famílias com baixos rendimentos), Philadelphia: Temple University press, p. 98.

Howard J, 2013. The role of blood transfusion in Sickle Cell Disease,International Society of Blood Transfusion (ISBT) Science Series 8(1), 225-228.

*Imperial Gazetteer of India 1911. Oxford: Clarendon Press.*

Ingram VM, 1957. Gene mutations in human haemoglobin: The chemical difference between normal and sickle cell hemoglobin. Nature, 180(4581):326-328.

Instituto Internacional de Ciências da População (IIPS) e ORC Macro, 2000. Inquérito Nacional de Saúde Familiar (NFHS-2), 1998-99: Índia: Volume I. Mumbai: IIPS.

Instituto Internacional de Ciências da População (IIPS), Bombaim, 1995. Inquérito Nacional à Família e à Saúde, Índia, 1992-93.

Johnson FL, Look AT, Gockerman J, Ruggiero MR, Dalla-Pozza L, Billings FT, 1984. 3º Transplante de medula óssea num paciente com anemia falciforme. New England Journal of Medicine, 311(12):780-783.

Johnston T e Coory M, 2005. Reduzir a mortalidade perinatal entre os bebés indígenas em Queensland: Deverá a primeira prioridade ser melhores cuidados de saúde primários ou melhor acesso a cuidados hospitalares durante o parto? Australia New Zealand Health Policy, 27:2-11.

Juuliapaavonen E, TyttiSolantaus e TiinaPaunio, 2009. On the origin of psychiatric disorders: Uma interação de factores genéticos e ambientais. Finnish Medical Journal, 64: 42554261.

Kalaivani V, Rajendran P, Thyagarajan SP, Rajesh PK, Hari R e Selvakumar C, et al, 2001. The seroprevalence of hepatitis B and C viruses and the associated risk factors in the Kolli hills tribal population of Tamil Nadu. Biomedicina, 21(1):7-13.

Kan YW e Dozy AM, 1980. Evolução dos genes da hemoglobina S e C nas populações mundiais. Science, 209 (4454): 388-391.

Karve I, 1961. A sociedade hindu: Uma interpretação. DeshmukhPrakashan, Poona, Índia, 180 páginas.

Kirk RL, Eleve H e Bearn AG, 1963: A distribuição do componente específico do grupo Gc em populações seleccionadas do Sudeste Asiático e da Oceânia. ActaGenetica, 13(2):140-149.

Kirk RL, Lai LYC, Vos GH, Wickramasinghe RL e Perara DJB, 1962. Os grupos sanguíneos e séricos de populações seleccionadas no Sul da Índia e no Ceilão. American Journal of Physical Anthropology, 20(4):485-497.

Kivisild T, Bamshad MJ e Kaldma K, 1999. Deep common ancestry of Indian and western-Eurasian mitochondrial DNA linesages. Current Biology, 9(22): 1331-1334.

Koch AA, Yang Q. e Olney RS, 2000. Allema da hemoglobina falciforme (Hb S) e doença falciforme: A HuGEReview. American Journal of Epidemiology, 151(9):839-45.

Krishnamurti L, Abel M, Maiers S, Flesch S, 2003. Disponibilidade de dadores não aparentados para o transplante de células estaminais hematopoiéticas para hemoglobinopatias. Bone Marrow Transplantation, 31(7): 547-550.

Krishnan PG, 1985. Constitution and Tribal Welfare. Cochin University Law Review, 9(1 e 2), 45-46.

Kurnit DM, 1979. Evolução do gene da variante falciforme. Lancet,313(8107):104.

Lakshmi Narayan RK, 1950. Scheme of social welfare work for Todas of Nilgiris (Programa de ação social para Todas de Nilgiris). Calicut; Servant of India society, Pp.10.

Langford IH, Leyland AH, Rasbash J e Goldstein H, 1999. Multilevel modelling of the geographical distribution of disease (Modelação multinível da distribuição geográfica de doenças). Applied statistics, 48(2):253-268.

*Langmuir E, 1984. Mountain-craft and Leadership, Leicester: The Scottish Sport Council/MLTB, Cordee, Reino Unido.*

Lee A, Thomas P, Cupidore L, Serjeant B, Serjeant G, 1995. Melhoria da sobrevivência na doença falciforme homozigótica: lições de um estudo de coorte. *British Medical Journal,* 311(7020):1600-1602.

Lehmann H e Cutbush M, 1952. Sickle cell trait in southern India (traço falciforme no sul da

Índia). British medical journal, 1(4755):404-405.

Lehmann H e Sukumara PK, 1956. Examination of 146 South Indian Aboriginals for haemoglobin variants. Man, 56(97):95-96.

Lehmann H, 1964. Origin of the sickle cell. South African Journal of Science, 50: 140-1.

Luzzatto L e Reddy S, 1970. Aumento da falcização de eritrócitos parasitados como mecanismo de resistência contra a malária no traço falciforme. Lancet, 1(7642): 319-321.

Maes C, Carmeliet G e Schipani E, 2012 Hypoxia-driven pathways in bone development, regeneration and disease (Vias de hipóxia no desenvolvimento, regeneração e doença óssea). Nature Reviews Rheumatology, 8(6):358-366.

Majumdar DN, 1961. Races and Cultures of India, Asia Publishing House, Bombay, P.367.

Majumder PP e Mukherjee BN, 1993. Diversidade genética e afinidades entre as populações indianas: An overview. Human Population Genetics eds. Majumder PP, 225-275. Nova Iorque: Plenum.

Majumder PP, 1998. People of India: Biological diversity and affinities. Evolutionary **Anthropology**, 6(3): 100-110.

Makani J, Ofori-Acquah SF, NnoduO,Wonkam A, Ohene-Frempong K, 2013. Doença das células falciformes: Novas oportunidades e desafios em África. Jornal Científico Mundial, 2013:193252, 16 páginas.

Malhotra KC, 1978. Morphological composition of the people of India (Composição morfológica dos povos da Índia). Journal of Human Evolution, 7(1): 45-53.

Malhotra KC, 1993. Doenças genético-ambientais e o seu impacto no perfil de mortalidade e morbilidade da população tribal. In: Basu S.K. (Ed) Tribal Health in India. Nova Deli: Manak Publishers.

Maloney C, 1974. The Race in peoples of South Asia. Nova Iorque: Holt, Rinehart and Winston.

Mason VR, 1922. Anemia falciforme. Jornal da Associação Médica Americana, 79(16):1318-1320.

McLafferty SL, 2003. GIS and Health Care. Revisão Anual de Saúde Pública, 24:25-42.

Meade MS e Earickson RJ, 2000. Medical Geography, Second Edition, Nova Iorque: The Guilford Press,Pp.500.

Midence K, Fuggle P, Davies SC, 1993. Psychosocial aspects of sickle cell disease (SCD) in childhood and adolescence: a review. British Journal of Clinical Psychology, 32(3):271-80.

Mohanty D e Das K, 2011. Aconselhamento genético nas tribos da Índia. Jornal Indiano de Investigação Médica, 134(4): 561-571.

Mohanty D e Mukherjee M, 2002. Sickle cell disease in India (Doença falciforme na Índia). Current Opinion Hematology, 9(2):117-122.

Morgan SA e Jackson J, 1986. Psychological and social concomitants of sickle cell anemia in adolescents. Journal of Pediatric Psychology, 11(3):429-440.

Moskowitz JT, Butensky E, Harmatz P, Vichinsky E, Heyman MB, Acree M, Wrubel J, Wilson L, Folkman S, 2007. Caregiving time in sickle cell disease: psychological effects in maternal caregivers. Pediatric Blood Cancer, 48(1): 64-71.

Mucaj V, Shay JE e Simon MC, 2012. Efeitos da hipóxia e dos HIFs no metabolismo do cancro. Jornal Internacional de Hematologia, 95(5):464-470.

MunjalYP, Surendra K, Sharm, 2012. API Textbook of Medicine, Ninth Edition, Two Volume, JP Medical Ltd, Medical - 2228 páginas.

Murray BE, 1984. Toda Grammar and *Texts.Philadelphia:* American Philosophical Society,*Pp.*

*xiii, 410, índice (16),* <u>ISBN 0 87169-155-8</u>.

Murthy LI e Halperin WE, 1995. Medical Screening and Biological Monitoring A guide to the literature for physicians (Rastreio médico e monitorização biológica: um guia da literatura para médicos). Journal of Occupational and Environmental Medicine, 37 (2): 170-184.

Myers MF, Rogers DJ, Cox J, Flahault A e Hay SI, 2000. Forecasting disease risk for increased epidemic preparedness in public health. Advances in Parasitology, 47:309-330.

Naidu JM, 2007. Health status of the tribals in with special reference to mother and child health. [In] Tribal health in India - problems and future perspectives, (ed. By Subramanyam Naidu. T). 1-9. Universidade de Pondicherry, Puducherry.

Nanjunda DC, 2010. Contemporary Studies in Anthropology. 1$^{st}$ edition; Mittal Publications,New Delhi. Pp.266.

Neeru S, Shukla MM e Dash AP, 2009. Controlo da malária na Índia Central (Madhya). Transacções da Sociedade Real de Medicina Tropical e *Higiene,* 103(2):209-210.

Negi RS, 1967. Sickle cell trait distribution in India (Distribuição do traço falciforme na Índia). Tese de doutoramento, Universidade de Calcutá.

Negi RS, 1972. Traço falciforme na Índia. Uma revisão da distribuição conhecida. Boletim do *Serviço Antropológico da Índia,* 17:439-449.

Noll RB, Reiter-Purtill J, Vannatta K, Gerhardt CA, Short A, 2007. Peer relationships and emotional well-being of children with sickle cell disease: a controlled replication (Relações entre pares e bem-estar emocional de crianças com doença falciforme: uma replicação controlada). Child Neuropsychology, 13(2), 173-187.

Noor AM, Amin AA, Gething PW, Atkinson PM, Hay SI e Snow RW, 2006. Modelação das distâncias percorridas até aos serviços de saúde públicos no Quénia. Tropical Medicine and International Health, 11(2), 188-196.

Ohaeri JU, Shokundi WA, 2001. Attitudes and beliefs of relatives of patients with sickle cell disease (Atitudes e crenças dos familiares de pacientes com doença falciforme). East African Medical Journal, 78(4): 174-178.

Oner C, Dimovski AJ, Olivieri NF, Schiliro G, Codrington JF, Fattoum S, Adekile AD, Oner R, Yuregir GT e Altay C, 1992. Beta S haplotypes in various world populations. Human Genetics, 89(1): 99-104.

Oniyangi O, Omari AA, 2006. Malaria chemoprophylaxis in sickle cell disease, Cochrane Database of Systematic Reviews, 18(4):CD003489.

Palermo TM, Riley CA, Mitchell BA, 2008. Funcionamento diário e qualidade de vida em crianças com dor na doença falciforme: relação com o sofrimento socioeconómico da família e da vizinhança. Journal of Pain, 9(9):833-840.

Parthasarathy J, 2007. Tribes and Inter-Ethnic Relationship in Nilgiri District, Tamil Nadu. Publicação TRC/HADP, Udhagamandalam.

Pasvol G e Weatherall DJ, 1979. Mecanismo celular para o efeito protetor da hemoglobina S contra a malária P. falciparum. Nature, 274(5672): 701-703.

Pauling L, Itano H, Singer SJ e Wells IC, 1949. Anemia falciforme: A molecular disease. Science, 110(2865):543-548.

Pembrey ME, Wood WG, Weatherall DJ e Perrine RP, 1978. Produção de hemoglobina fetal e o gene da anemia falciforme nos oásis do leste da Arábia Saudita. British Journal of Hematology, 40(3): 415-429.

Pickle LW e White AA, 1995. Efeito da escolha do ajuste por idade em mapas de taxas de mortalidade. Statistics in Medicine, 14(5-7): 615-627.

Pickle LW, 2009. A history and critique of U.S. mortality atlases [História e crítica dos atlas de mortalidade dos EUA]. Spatial and Spatio-temporal Epidemiology, 1(1):3-17.

Quinn CT, Rogers ZR, Buchanan GR, 2004. Survival of Children with Sickle Cell Disease (Sobrevivência de crianças com doença falciforme). Blood, 103(11):4023-4027.

Ramasamy S, Balakrishnan K e Pitchappan RM, 1994. Prevalence of Sickle cell in Irula, Kurumba, Paniya and Mullakurumba tribes of Nilgiris, Tamil Nadu, India. Indian Journal of Medical Research, 100:242-245.

Rao VR, 1988. Genetics and epidemiology of sickle cell anemia in India (Genética e epidemiologia da anemia falciforme na Índia). ICMR Bulletin, 18(9):87-90.

Ratcliffe JM, Halperin WE, Frazier TM, Sundin DS, Delaney L, Hornung RW, 1986. The prevalence of screening: a report from the National Institute of Occupational Safety and the Health National Occupational Hazard Survey. Journal of Occupational Medicine, 28(10):906-912.

Ratnagar S, 1995. Archaeological perspectives of early Indian societies. Em Recent perspectives of early Indian history. Editado por Thapar R. Mumbai, Índia: Popular Prakashan, Pp.1-52.

Reddy CS. e Rao KT, 2007. Flora de Nallamalais. Relatório técnico. Centro de Investigação da Biodiversidade, Departamento Florestal de Srisailam Andhra Pradesh, Índia.

Rees DC, Olujohungbe AD, Parker NE, Stephens AD, Telfer P, Wright J, 2003. Guidelines for the management of the acute painful crisis in sickle cell disease. British Journal of Haematology, 120(5):744-752.

Reid SD, Charace S, Bertram L, 1995. Management and therapy of a sickle cell disease. Bethesda, MD, (Ed.). National Institutes of Health, Heart, Lung and Blood Institute, Pp 96-2117.

Ricketts TC e Pope DL, 2001. Demography and health care in eastern North Carolina. North Carolina Medical Journal, 62(Suppl):S20-S25.

Robinson TP, 2000. Spatial statistics and geographical information systems in epidemiology and public health (Estatísticas espaciais e sistemas de informação geográfica em epidemiologia e saúde pública). Avanços em Parasitologia, 47:81-128.

Rosenberg PS, Tamary H e Alter BP, 2011. Quão elevadas são as frequências de portadores de síndromes recessivas raras? Estimativas contemporâneas para a Anemia de Fanconi nos Estados Unidos e em Israel. American Journal of Medical Genetics A, 155 (8): 18771883.

Roychoudhury AK, 1982.Genetic relationships of Indian populations (Relações genéticas das populações indianas). *In: Human Genetics and Adaptation (eds. K.* C.Malhotra&A.Basu*), Nova Iorque, Plenum Press, Pp.* 147 174.

Roychoudhury S, Roy S e Basu A, 2001. Genomic structures and population histories of linguistically distinct tribal groups of India (Estruturas genómicas e histórias populacionais de grupos tribais linguisticamente distintos da Índia). Human Genetics, 109(3): 339-350.

Saha N, Kirk RL, Shanbhag S, Joshi SH e Bhatia HM, 1974. Genetic studies among Kadars of Kerala. Human hereditary, 24(2):198-218.

Saha N, Kirk Rl, Shanbhag S, Joshi SR e Bhatia HM, 1976. Population genetic studies in Kerala and the Nilgiris (South West India). Hum Heredity, 26(3):175-197.

Sahni AK e Xirasagar S, 1990. Health and Development of the Tribal People in India: Present Status and Future Directions, publicado por Indian Society of Health Administrators (ISHA), Bangalore, Ministério da Ciência e Tecnologia, Governo da Índia.

Samai O e Sengeh P, 1997. Facilitando os cuidados obstétricos de emergência através do transporte e da comunicação. Bo, Serra Leoa. A equipa do PMM de Bo. *International Journal of Obstetrics and Gynaecology, 59(2):157-164.*

Santos JP e Neto GM, 2013 Aspectos sociodemográficos e qualidade de vida de pacientes com anemia falciforme. RevistaBrasileira de Hematologia e Hemoterapia, 35(4):242-245.

Sasikumar, 1999. Kattunayakans: An ethnographic Report, Escola Internacional de Linguística Dravidiana. Thiruvananthapuram, Pp.16.

Schaeffer J, Gil K, Porter L, 1999. Handbook of pain syndromes: Bio-psychosocial perspectives Mahwah, NJ: Lawrence Erlbaum Associates Publishers. Pp.569-588.

Schellenberg JA, Newell JN, Snow RW, Mangala V, Marsh K e Smith PG, et al., 1998. An analysis of the geographical distribution of severe malaria in children in Kilifi district, Kenya. Jornal Internacional de Epidemiologia, 27(2):323- 329.

Schnog JB, Duits AJ, Muskeit FAJ, Cate HT, Rojer RA e Brandjes DPM, 2004.Sickle cell disease; a general overview. The journal of medicine, 62(10):364-374.

Seale JP, Shellenberger S, Rodriguez C Seale JD e Alvarado M, 2002. Consumo de álcool e mudança cultural numa população indígena: A case study from Venezuela. Alcohol and Alcoholism, 37(6): 603-608.

Selvakumar A, Mohanraj BK, Damodharan C e Chandrasekaran P, 1987. Distribuição de antigénios HLA em Kotas&Badagas das colinas Nilgiri do Sul da Índia. American Journal of Physical Anthropology, 74(1):126-131.

Semenza GL, 2012. Factores induzidos pela hipóxia em fisiologia e medicina. Cell, 148(3):399-408.

Serjeant GR, 2006. The case for dedicated sickle cell Centres. Indian Journal of Human genetics, 12(3):148-151.

Shankarkumar U, 2003. A Correlative Study of HL A, Sickle Cell Gene and G6PD Deficiency with Splenomegaly and Malaria Incidence among Bhils and Pawra Tribes from Dhadgon, Dhule, Maharashtra. Studies of Tribes and Tribals, 1(2):91- 94.

Shapiro BS, Dinges DF, Orne EC, Bauer N, Reilly LB, Whitehouse WG, Ohene-Frempong K, Orne MT, 1995. Home management of sickle cell-related pain in children and adolescents: natural history and impact on school attendance. Pain, 61(1):139-144.

Sherman I, 1940. The sickling phenomenon, with special reference to the differentiation of sickle cell anemia from the sickle cell trait. Bulletin of the Johns Hopkins Hospital, 67:309-324.

Shukla P, Graham SM, Borgstein A, Nhlane A, Harper G, Brabin BJ, 2000.Sickle cell disease and vitamin E deficiency in children in developing countries. Transactions of the Royal Society of Tropical Medicine and Hygiene, 94(1):109.

Shukla RM e Solanki BR, 1985. Sickle cell trait in central India. Lancet, 1(7015):297-298.

Soloman E e Bodmer WF, 1979. Evolução do gene da variante falciforme. Lancet, 1(8122): 923.

Sukumaran PK, Sanghvi LD e Vyas GN, 1956. Sickle-cell trait in some tribes of Western India (Traço falciforme em algumas tribos da Índia Ocidental). Current Science, 25(9): 290291.

Sutton M, Atweh GF, Cashman TD e Davis WT, 1999. Resolving Conflicts: Misconceptions and Myths in the Care of the Patient with Sickle Cell Disease. The Mount Sinai Journal of Medicine, 66(4):282-285.

Tanser F, Gijsbertsen B e Herbst K, 2006. Modelação e compreensão da acessibilidade e utilização dos cuidados de saúde primários nas zonas rurais da África do Sul: An exploration using geographical information systems. Ciências Sociais e Medicina, 63(3):691-705.

Tatem AJ, Campiz N, Gething PW, Snow RW e Linard C, 2011. The effects of spatial population dataset choice on population at risk of disease estimates. Population Health Metrics, 9(1):1-14.

Thangaraj K, 2005. Reconstrução da origem dos habitantes das ilhas Andaman. Science, 308(5724): 996.

ThomasR, NairSB, BanerjeeM, 2004. HLA-B e HLA-C alleles and haplotypes in the Dravidian tribal populations of southern India (Alelos e haplótipos HLA-B e HLA-C nas populações tribais dravidianas do sul da Índia). Blackwell Munksgaard; Dinamarca. Tissue Antigens: 64: 58-65.

Thompson RJ, Gil KM, Burbach DJ, Keith BR, Kinney TR, 1993. Psychological adjustment of mothers of children and adolescents with sickle cell disease: the role of stress, coping methods, and family functioning. Journal of Pediatric Psychology, 18(5):549-559.

Treadwell MJ e Vinchinsky ML, 2006. Using qualitative and quantitative strategies to evaluate knowledge and perceptions about sickle cell disease and sickle cell trait. Journal of National Medical Association, 98(5):704-710.

*Centro de Investigação Tribal. 2011. Direção do Bem-Estar Tribal, Governo de Tamil Nadu.*

Turner JM, Kaplan JB, Cohen HW, Billett HH, 2009. Exchange versus simple transfusion for acute chest syndrome in sickle cell anemia adults, Transfusion, 49(5):863-868.

Vichinsky EP, Haberkern CM, Neumayr L, 1995. A comparison of conservative and aggressive transfusion regimens in the perioperative management of sickle cell disease, The New England Journal of Medicine, 333(4):206-213.

Vichinsky EP, Luban NL, Wright E, Olivieri N, Driscoll C, Pegelow CH, Adams RJ, 2001. Prospective RBC phenotype matching in a stroke-prevention trial in sickle cell anemia: a multicenter transfusion trial. Transfusion, 41(9):1086-92.

Vidyarthi LP, 1981. Tribal Development and its Administration, Concept Publishing Company, New Delhi, Pp.12-14.

Wainscoat JS, Bell JI, Thein SL, Higgs DR, Sergeant GR e Weatherall DJ, 1983. Multiple origins of the sickle mutation; evidence from beta S globin gene cluster polymorphism. Molecular Biology and Medicine, 1(2):191-197.

Walter SD, 2000. Mapeamento de doenças: A historical perspective. In Elliott P, Wakefield JC, Best NG e Briggs DJ (Eds.), Spatial Epidemiology, Oxford, UK: Oxford University Press, Pp. 223-239.

Walters MC, Storb R, Patience M, et al., 2000. Impact of bone marrow transplantation for symptomatic sickle cell disease: an interim report. Blood, 95(6):1918-1924.

Weatherall DJ, Akinyanju O, Fucharoen S, Olivieri NF, Musgrove P, 2006. Inherited disorders of hemoglobin, in Disease Control Priorities in Developing Countries, D. Jamison, Edtion, Oxford University Press, New York, NY, USA. Pp.663-680.

Weatherall DJ, Clegg JB, Blankson J e McNeil JR, 1969. A new sickling disorder resulting from interaction of the genes for haemoglobin S and a- thalassaemia. British Journal of Haematology, 17(6):517-526.

Wennberg JE, 1999. Understanding Geographic Variations in Health Care Delivery (Compreender as variações geográficas na prestação de cuidados de saúde). The New England Journal of Medicine, 340(1):52-53.

Willis R, Stephens C e Nettleton C, 2004. O direito à saúde dos povos indígenas. Relatório de uma conferência realizada na London School of Hygiene and Tropical Medicine: Health Unlimited, Londres.

Wood GW, Pembrey ME, Serjeant GR, Perrine RP e Weatherall DJ, 1980. Hb F synthesis in sickle cell anaemia: a comparison of Saudi Arab cases with those of African origin. British Journal Haematology, 45(3):431-445.

Wood JT, 1997. Gendered lives: communication, gender, and culture, 2nd edition. Belmont, Califórnia, Wadsworth Publishing Company, Pp.471.

Woodard P, Lubin B, Walters MC, 2002. New approaches to hematopoietic cell transplantation for hematological diseases in children (Novas abordagens ao transplante de células hematopoiéticas para doenças hematológicas em crianças). Pediatric Clinics of North America, 49(5): 9891007.

Banco Mundial, 2004. The millennium development goals for health: rising to the challenges. Washington DC, Pp.206.

Organização Mundial de Saúde, 1994. Guidelines for the Control of Haemoglobin, Disorders, Organização Mundial de Saúde, Genebra, Suíça.

Organização Mundial de Saúde, 1983. Controlo comunitário das anemias hereditárias. Memorando de uma reunião da OMS. Boletim da Organização Mundial de Saúde, 61(1):63-80.

Organização Mundial de Saúde, 2005. Controlo das doenças genéticas - Relatório do Secretariado, ponto 4.1 da agenda provisória.

Organização Mundial de Saúde, 2007. Public Health Mapping and GIS, Genebra. Suíça.

Organização Mundial de Saúde, 2010. Gabinete Regional para África. Doença falciforme: uma estratégia para a Região Africana da OMS. Relatório do Diretor Regional. OMS, Guiné Equatorial.

Yang Y, Andrews S, Peterson R, Arvind S, Cepeda M, 2000. Efeito da educação pré-natal de triagem de células falciformes nas taxas de acompanhamento de bebês com traço falciforme. Patient Education and Counseling, 39 (2):185-189.

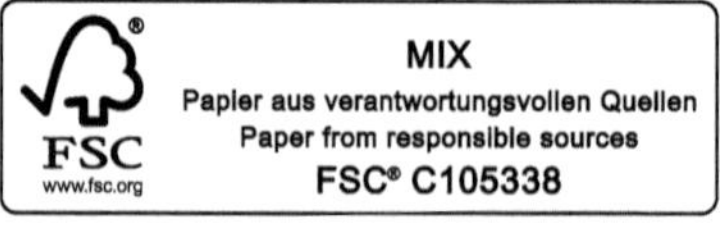


Printed by Books on Demand GmbH, Norderstedt / Germany